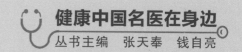

健康中国名医在身边

丛书主编 张天奉 钱自亮

谈骨论筋
骨科疾病一本通

樊粤光◎主编

U0263791

SPM 南方出版传媒

广东科技出版社 | 全国优秀出版社

·广 州·

图书在版编目（CIP）数据

谈骨论筋：骨科疾病一本通 / 樊粤光主编. —广州：广东科技出版社，2021.1
（健康中国名医在身边 / 张天奉，钱自亮主编）
ISBN 978-7-5359-7608-6

Ⅰ．①谈… Ⅱ．①樊… Ⅲ．①骨疾病—防治 Ⅳ.①R68

中国版本图书馆CIP数据核字（2020）第224322号

谈骨论筋——骨科疾病一本通
TANGU LUNJIN——GUKE JIBING YIBENTONG

出 版 人：朱文清
责任编辑：曾永琳　汤景清
封面设计：友间文化
插图绘制：谢惠华（艾迪）　许可证　蜉蝣蝣蝣
责任校对：高锡全
责任印制：彭海波
出版发行：广东科技出版社
　　　　　（广州市环市东路水荫路11号　邮政编码：510075）
销售热线：020-37592148/37607413
http://www.gdstp.com.cn
E-mail: gdkjcbszhb@nfcb.com.cn
经　　销：广东新华发行集团股份有限公司
印　　刷：广州市彩源印刷有限公司
　　　　　（广州市黄埔区百合三路8号　邮政编码：510700）
规　　格：787mm×1 092mm　1/16　印张10.75　字数215千
版　　次：2021年1月第1版
　　　　　2021年1月第1次印刷
定　　价：49.80元

如发现因印装质量问题影响阅读，请与广东科技出版社印制室联系调换
（电话：020-37607272）。

本书编委会

主　编　樊粤光

副主编　林松青　杨俊兴　王　彬　郭坤营

编　委（按姓氏笔画排序）

尤志强　刘兴利　李　国　杨曾静

吴杰倩　张　磊　张新国　陈　肖

范世珍　周　洁　赵　硕　徐宁达

郭艳玲　霍少川

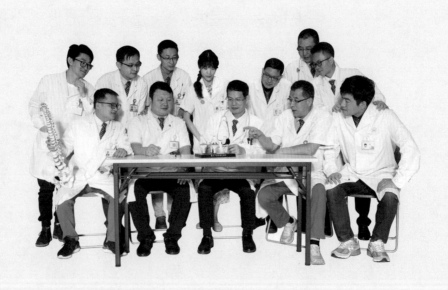

仓序

近年来，如何预防"亚健康"状态成为社会上的热门话题。随着生活水平的提高，人民对自身健康的要求也有了进一步的提高，对健康的关注焦点从"能治病、治好病"逐渐转变为"不生病、少生病"。预防疾病的发生，成为绝大部分人的新需求、新期待。

党和国家高度重视人民健康。早在2016年，中共中央、国务院就印发了《"健康中国2030"规划纲要》，并发出通知，要求各地区各部门结合实际认真贯彻落实。该纲要提出"充分发挥中医药独特优势"，要求提高中医药服务能力，发展中医养生保健治未病服务，推进中医药继承创新。2019年，国家卫生健康委员会也制定了一份详尽的发展战略《健康中国行动（2019—2030年）》，战略中提到要树立"大卫生、大健康"理念，并坚持预防为主、防治结合的原则，以基层为重点，以改革创新为动力，中西医并重。

在这一时代背景下，本套丛书应运而生，旨在引导群众建立正确的健康观，形成有利于健康的生活方式、生态环境和社会环境，促进以治病为中心向以健康为中心转变，响应国家"健康中国"战略号召，推动我国中医药事业的发展，推动医疗卫生工作重心下移、医疗卫生资源下沉，普及医学知识，提高大众对医学常识的掌握程度。

在为大众带来健康的同时，本套丛书也为发扬中医精神，强调中医"治未病"理念尽了一份力。丛书普及了中医药知识，并有大量易于掌握的中医保健方法。读者可以自学、自用，在家进行保健，将中医药优势与健康管理结合，从而实现中医药健康养生文化的广泛传播和运用。同时，本套丛书由各科中医药带头人物担任主编，实现了对当代名中医经验的传承与弘扬，书中内容结合现代人的生活特点，既有传承又有创新，打造了适合当代人保健养生的新方法，是对中医药文化的创新性发展。

本套丛书以生活保健为主要内容，从常见病和生活保健知识入手，向大众提供可行的健康指导和常识科普。本套丛书从知识性来说，是专业、翔实的，从风格来说，又是轻松、活泼的。本套丛书选取了大众较为熟悉的健康议题，有颈肩腰腿痛、骨科疾病、肛肠疾病这几大类生活中常见的健康问题，也有糖尿病这种在中国发病率较高、受到广泛关注的慢性病，此外，还特别关注了女性的健康问题，选取了乳房知识和孕产知识等议题来进行科学普及。每一册书都有自己的特点，例如《手到痛除——颈肩腰腿痛一本通》一书着重讲解了针对颈肩腰腿痛的按摩、训练方法，《防"糖"大计——糖尿病一本通》则详细介绍了糖尿病从发病机制到应用药物的知识。对于普通读者来说，这是一套十分适合在平时翻阅、查询的手边保健书，而对于中医人来说，这也是一套真正能够走入群众中去，"接地气"的中医普及书。

中国科学院院士

2020年12月5日

沈序

中共中央、国务院高度重视人民卫生健康事业，习近平总书记早已指出"没有全民健康，就没有全面小康"，又作了具体阐明："健康是促进人的全面发展的必然要求，是经济社会发展的基础条件，是民族昌盛和国家富强的重要标志，也是广大人民群众的共同追求。"

2016年，中共中央、国务院发布了《"健康中国2030"规划纲要》，确立了"以人民健康为中心"的大健康观。大健康概念的提出，与中医的"治未病"思想有许多契合之处。规划纲要中提到要发挥中医"治未病"的优势，指明要发挥中医药在慢性病防治中的作用。

国家中医药管理局启动了"治未病"健康工程，并制定出台了《中医医院"治未病"科建设与管理指南（试行）》，这不仅为"治未病"学科建设增加了更多使用内涵，更为提升全面健康素质做出了重大决策。

我们的祖先早在几千年前就已提出"治未病"的学术观点，并传承至今。《素问·四气调神大论》曰："是故圣人不治已病治未病，不治已乱治未乱，此之谓也。夫病已成而后药之，乱已成而后治之，譬犹渴而穿井、斗而铸锥，不亦晚乎！"国家提出的"健康中国"概念与中医"治未病"的思想不谋而合。对于疾病的防治，关键在一个"早"字，疾病要早预防、早治疗，才能把疾病对人体的损害控制在最小程度。对于国家来说，提高人民的健康水平，就需要将疾病防控的重点落在基层，让"医疗资源下沉"，而对广大人民群众来说，掌握健康与疾病的基本知识是预防疾病的关键和基础。

上工治未病，"健康中国名医在身边"这个系列，即是为了这一目的而出版的一套丛书。此丛书从广大群众感兴趣的防治议题入手，把复杂的、难以理解的专业术语，改变成通俗易懂的语言，起到了较全面地普及常见疾病防治知识的作用。丛书内容生动丰富，简易实用，较全面地涵盖了中医药防治疾病的基础知识，弘扬了中医学防治疾病的精神内涵。此套丛书实用价值高，诚属难能可贵之作，它普及了大健康概念，对广大人民群众指导预防疾病、正确促进患者早日康复尤其大有益处，故乐而为序。

国医大师 沈宝藩

2020年12月6日

前言

中医药是中华文明的瑰宝，护佑中华民族繁衍生息，让中华儿女屹立于世界民族之林。饱经岁月磨砺与历史沉淀的中医药学，包含着中华民族几千年的健康养生理念及其实践经验，凝聚着中华民族的博大智慧。在应对卫生挑战、推进卫生合作、推动完善公共卫生治理方面，中医药潜力无限，日益发挥着独特而重要的作用。

与此同时，在世界范围内，中医药正在得到越来越多的认可。2019年5月，第七十二届世界卫生大会审议通过了《国际疾病分类第十一次修订本》，首次将起源于中医药的传统医学纳入其中。民族的才是世界的，中医药将为全球健康管理贡献中国智慧、中国方案。

2016年10月，中共中央、国务院印发了《"健康中国2030"规划纲要》，该文件以提高人民健康水平为核心，从健康生活、健康膳食、健康体质、健康服务、健康保障、健康环境、健康产业、卫生体制八大方面全面解读了健康热点问题，普及了健康中国的基本知识，揭示了健康中国的战略意义，描绘了健康中国的美好远景，推动了健康中国战略的有效落地。

为了响应健康中国建设，我们通过编辑出版"健康中国名医在身边"丛书，以专家的视角和权威的声音，普及中医药的相关基本知识，提高大众对医学常识的掌握程度，特别是为常见病、慢性病患者提供防治指导，以提高他们的生活质量，同时解读社会关注、百姓关切的健康热点问题，倡导自主自律的健康生活方式。

"健康中国名医在身边"丛书将分辑出版，旨在使读者读有所得、读有所获。健康是促进人们全面发展的必然要求，是经济社会发展的基础条件。实现国民健康长寿，是国家富强、民族振兴的重要标志，也是全国各族人民的共同愿望。希望本丛书能为推进健康中国建设，提高人民的健康水平贡献自己的一份力量。

目录
Contents

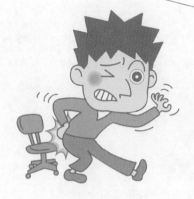

骨质疏松症的秘密

骨科疾病的日常调护

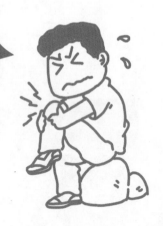

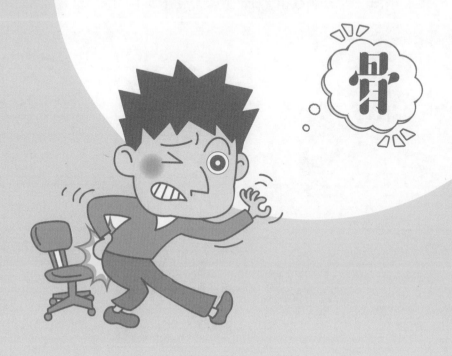

关于
退行性骨关节病

骨

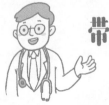

带你认识人体的骨骼系统

"颈肩腰腿痛"在近年越来越多地被我们提起，好像突然之间，身边的老年人都有点骨骼、关节的问题，谁家老人摔一跤就骨折了，谁家老人卧床后就起不来了，这类话题充斥在日常交谈中，如影随形。

骨骼和关节的问题被重视是一件好事，毕竟只有了解它，才能预防它嘛，俗话说"知己知彼，百战不殆"，在健康方面，提前做功课永远比事后补救要好。

不过，要想更好地了解骨质疏松症可没那么容易，要知道这个病，首先得认识人体的基本构成框架——骨骼系统。

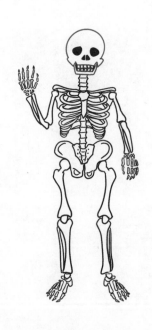

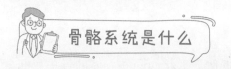

骨骼是组成脊椎动物内部框架的坚硬器官，它的主要功能是支持、运动和保护，同时，骨骼也是制造红细胞和白细胞的场所，它还储藏着动物身体必需的矿物质如钙和磷。

人体的骨骼是人体运动系统的一部分，骨与骨之间一般通过关节和韧带连接起来。欧美的成年人有206块骨，中国的成年人则有204块骨，因为我们的第五趾骨只有2节，欧美人却有3节。

除6块听小骨属于感觉器外，全身骨头按部位可分为颅骨23块、躯干骨51块、四肢骨126块（中国人为124块）。

按照骨骼形态，我们也有比较常规的分类。

人体骨骼的分类

① 长骨

长骨顾名思义，就是人体中"看上去就很长"的骨头。长骨的长宽比数值较大，意味着它们的长度远大于宽度，肱骨、股骨就是长骨。

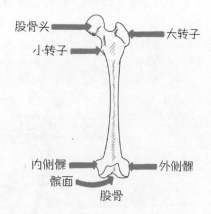

② 短骨

和长骨相对，长度和宽度近似，形状如同立方体的骨头我们称为短骨，腕骨就是典型的短骨。

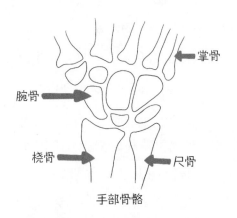

掌骨

腕骨

桡骨

尺骨

手部骨骼

③ 扁平骨

板状的、形状扁平的骨头就是扁平骨，大家熟知的肩胛骨就是扁平骨。

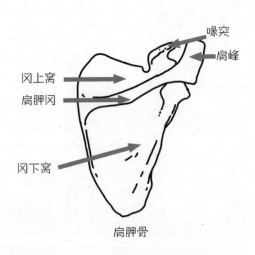

喙突

肩峰

冈上窝

肩胛冈

冈下窝

肩胛骨

④ 不规则骨

　　形状不规则的骨骼即是不规则骨，组成脊柱的脊椎骨就是不规则骨。

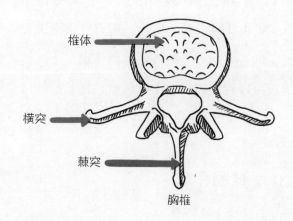

椎体

横突

棘突

胸椎

⑤ 圆骨（籽骨）

　　圆骨通常很小，位于关节内层，髌骨是人体最大的圆骨。

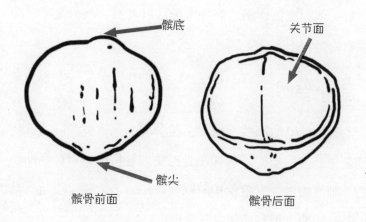

髌底

关节面

髌尖

髌骨前面

髌骨后面

骨骼的组成

人的骨骼中含有水、有机质（骨胶）和无机盐等成分。其中，水的含量较其他组织少，平均为20%～25%。剩下的固体物质中，约40%是有机质，60%是无机盐。

骨骼中的无机盐决定骨的硬度，而有机质则决定骨的弹性和韧性。无机盐的主要成分为磷酸钙，其他还有碳酸钙、柠檬酸钙和磷酸镁等。可以看出，骨骼中无机盐以钙和磷的化合物为主，它们以结晶羟磷灰石和无定形的磷酸钙两种形式分布于有机质中。

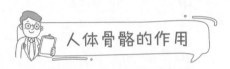

人体骨骼的作用

支撑作用

人体不同的骨骼通过关节、肌肉、韧带等组织连成一个整体，对身体起支撑作用。假如人类没有骨骼，就只是瘫在地上的一堆软组织，不能站立，更不能行走。

保护作用

人类的骨骼如同一个框架，保护着人体重要的脏器，使其尽可能避免外力的损伤，例如颅骨保护着脑组织，脊柱和肋骨保护着心、肺等内脏，骨盆保护着膀胱、子宫等内脏。没有骨骼的保护，外来的冲击很容易使内脏受损伤。

🧴 运动功能

骨骼与肌肉、肌腱、韧带等组织协同完成人的运动功能。骨骼提供运动必需的支撑，肌肉、肌腱提供运动的动力，韧带保持骨骼的稳定性。没有骨骼，其他部位的功能都无法实现，所以，我们说骨骼是运动的基础。

🧴 代谢功能

骨骼与人体的代谢关系十分密切。骨骼中含有大量的钙、磷，是体内无机盐代谢的参与者和调节者，与体内电解质平衡有关。骨骼还参与人体内分泌的调节，影响体内激素的分泌和代谢。

🧴 造血功能

骨骼的造血功能主要体现在人的幼年时期，在这一时期，骨髓腔内含有大量的造血细胞，这些细胞参与血液的形成。人成年后，部分松质骨内仍存在具有造血功能的红骨髓，它是造血大军的"预备成员"。

看了以上的介绍，你是否对骨骼有了一定的了解呢？骨骼对人体来说是不可或缺的，它的病痛也能让人"痛不欲生"。在了解了骨骼之后，我们一起来了解一下骨和关节的疾病吧！

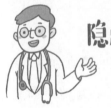

隐藏在身边的退行性骨关节病

什么是退行性骨关节病

说起退行性骨关节病，大家是不是觉得有些陌生？其实，咱们平时听说的颈椎病、肩周炎、腰椎病、髋关节炎、膝骨关节炎和跟骨骨刺等，都属于这一范畴。顾名思义，这是一种由于关节长年累月磨损而导致关节出现退行性病变的疾病。我们的身体就像车和电器，使用到了一定的时间，局部"零件"的老化和损耗就不可避免了，所以需要定期保养、维护。

这类疾病本身并不是什么洪水猛兽，中老年朋友大可不必紧张。人的年龄都在慢慢增长，关节磨损在所难免。但年龄大不代表"老"，只要注意保养，合理锻炼，有病就治，就能让关节尽可能地维持"年轻"的状态。

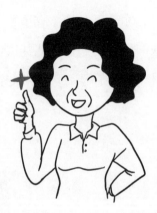

同时，青年朋友们也不要得意，你们是不是也有过加班后脖子酸痛乏力或者膝关节酸痛？或者腰酸腿痛、僵硬疲乏，常常感觉"身体被掏空"？如果生活习惯不好，经常过度使用关节，退行性骨关节病也会找上你们。

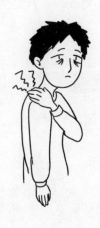

 ## 退行性骨关节病的病因

🗄 年龄

前面提到过，导致退行性骨关节病的最主要因素就是年龄的增长，这个是避免不了的，但其他的因素我们可以控制，也可以调整自己的心态，从而把退行性骨关节病对我们的影响降到最低。

🗄 姿势

除年龄外，导致退行性骨关节病最重要的原因就是姿势不良。当代年轻人常常感慨自己"老了",殊不知,低头玩手机、回家"葛优躺"都是导致提前"苍老"的罪魁祸首。长时间单一使用的部位也容易患上特定的关节病,如司机的肩和腰,修理工、厨师的腕关节,芭蕾舞演员的跖趾关节,刺绣工、打字员的颈椎关节,教师的膝、腕关节等,都是容易劳损的部位。

性别

这类疾病的患者,女性多于男性。闭经后的女性更易发生退行性骨关节病,这与妇女闭经后激素分泌水平下降有一定的关系。

遗传

这类疾病的发病与遗传有关,长辈如父母、姑姑、舅舅等有退行性骨关节病,晚辈发生同样疾病的可能性较大。

体重

体重超重的人群好发这类疾病。原因很简单,体重越重,关节软骨的负荷也越大,关节退化就会越早发生。

饮食

软骨没有血管,营养依靠关节液供给,因此饮食不均衡导致的营养不足易导致软骨增殖差,关节发生磨损后,新生软骨不足则难以修复,关节退化就发生了。这种情况也会随年龄增长而加重。

气候

长期居住在潮湿、寒冷环境的人更容易发生本病。关节长时间受冷，易导致血管痉挛，骨骼血供差，关节液代谢不畅，使软骨性新陈代谢减缓，关节内压力增高，从而引发退行性骨关节病。

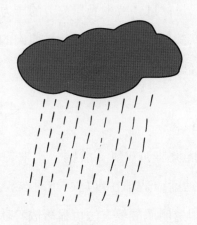

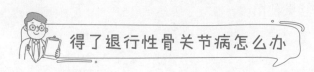

得了退行性骨关节病怎么办

明确诊断

首先要强调的是，千万不要听信所谓的偏方和"祖传灵药"，这些未经验证的药物不仅不能治好疾病，还可能延误病情，造成关节破坏加重。

如果你有上述这类症状，及时到正规医院进行相关检查，让医生给你明确疾病诊断，早发现早治疗，有病治病，无病强身。了解了自己的身体，心里就不慌，无论是预防、治疗还是日常保健都能从容完成。

💊 西医疗法

① 一般治疗

急性期应该尽量休息，减少受累关节的压力，让滑膜炎症状减退；急性期症状缓解后，适当进行相关肌肉的锻炼，可增强局部血液循环，减轻疼痛。

② 药物治疗

口服非甾体抗炎药如双氯芬酸钠、塞来昔布可减轻关节疼痛，改善关节活动度，适于在疼痛严重时改善症状；口服葡糖胺、关节腔内注射透明质酸等方法可显著改善软骨破坏和关节功能，可根据需要遵医嘱使用。

③ 外科治疗

外科治疗包括关节冲洗、软骨移植、间质干细胞移植和富血小板血浆注射等方法，关节功能障碍严重者可接受关节置换手术。这些方法通常是在一般治疗和药物治疗均效果不佳时采用。对症状明显的患者来说，外科治疗也能一定程度地改善症状，提高生活质量。

💊 中医诊治

这类疾病，属传统中医学"痹证"的范畴，证型多属于风寒湿痹。可根据风邪、寒邪、湿邪侧重的不同来选用不同的方药：风邪胜者为行痹，治以祛风通络、散寒除湿，方药可选宣痹达经汤；寒邪胜者为痛痹，治以温经散寒、祛风除湿，方药可选乌头汤；湿邪胜者为着痹，治以除湿通络、祛风散寒，方药可选薏苡仁汤加减。

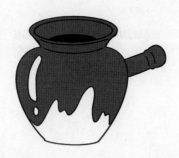

推拿、针灸等中医外治法能止痛、松解粘连、解除肌肉紧张与痉挛，能够较好地缓解不适、改善症状。

看到有这么多种治疗方法，是不是放心了许多？即使得了退行性骨关节病，也不用慌张，只要去正规医院，遵医嘱进行治疗，就能够对抗病魔，让你"健步如飞"。

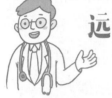

远离颈椎病，从少低头开始

长时间低头看计算机、玩手机真是"太棒了"，不仅能得到知识和快乐，还能得颈椎病。

这绝非危言耸听，低头时颈椎承受了多少压力，你知道吗？

来，一张图告诉你。

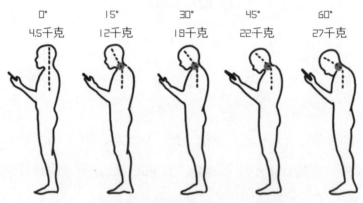

0°	15°	30°	45°	60°
4.5千克	12千克	18千克	22千克	27千克

长期使用手机给颈肩带来的危害

是不是看这张图看得感觉颈椎隐隐作痛？赶紧放下手机，仰起头活动活动。

活动完脖子，你是不是又有了许多的疑问？

什么是颈椎病？颈椎病有哪些症状？在什么情况下会得颈椎病？颈椎病的治疗又有哪些方法呢？

别急，让我来一项一项跟你讲清楚。

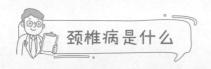

颈椎病是什么

大家都知道，颈部是人体特别重要的一个区域，它连接着头颅和躯体，是血管、神经和脊髓等重要组织的通道。如果一个人的颈部结构被破坏，那么就算是华佗再世也难救了。颈部有多重要，它的病变就会让人有多么痛苦。颈部最常见、最让人困扰的病变就是颈椎病了。

用医学术语说，颈椎病是指颈椎间盘的退行性病变，即颈椎骨质增生、先天骨发育异常以及颈部外伤和劳损等引起脊柱内外组织结构平衡失调，刺激或压迫颈部血管、神经、脊髓而产生的一系列症状。这里涉及的概念很多，可能让人感觉不明所以，但其实只要抓住两个关键点就行：一个是颈椎及椎间盘的病变导致结构失衡，另一个是颈部的重要组织（血管、神经和脊髓）受到了压迫。

通俗地说，颈椎和椎间盘就像道路上的栅栏和出入口的横杆，而血管、神经和脊髓就像在路上奔驰的车，栅栏和横杆摆得七扭八歪的，车就无法通行了，如果撞在栏杆上，那就发生"事故"了。

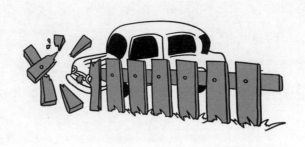

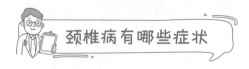

颈椎病的症状较为复杂，大部分人会出现颈、肩、背的不适，严重时还会出现头痛、眩晕、恶心、呕吐等，有些人也会出现视物模糊、听力下降、下肢乏力、行走困难、心动过速及吞咽困难等症状。

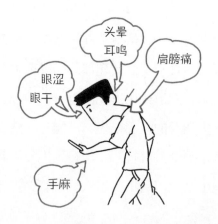

根据颈部病变影响的部位不同，现代医学把颈椎病分为颈型颈椎病、神经根型颈椎病、脊髓型颈椎病、椎动脉型颈椎病、交感神经型颈椎病及食管压迫型颈椎病6种类型。

（1）颈型颈椎病也称局部型颈椎病，是比较早期的类型，仅有颈椎、椎间盘及肌肉等局部组织的病变，常见头、肩、颈、臂的疼痛，并有相应的压痛点。

（2）神经根型颈椎病是由于颈部骨骼、肌肉等病变压迫颈部神经造成的。这一类型的颈椎病除颈部不适外，还常见手臂的麻木、疼痛。

（3）脊髓型颈椎病是颈部病变影响到脊髓，使脊髓受压、缺血导致。这类颈椎病常出现颈脊髓损害的表现。

（4）椎动脉型颈椎病是椎动脉受压导致，常见与头部供氧不足相关的症状，如眩晕、视物模糊、猝然晕倒等。

（5）交感神经型颈椎病是交感神经受到影响所致，常见头晕、眼花、耳鸣、手麻、心动过速和心前区疼痛等一系列交感神经症状。

（6）食管压迫型颈椎病是由于颈椎椎体前有鸟嘴样骨质增生，压迫食管所致，可引起吞咽困难等症状。这一类型的颈椎病常常需要与消化道疾病如胃炎、食管炎等鉴别。

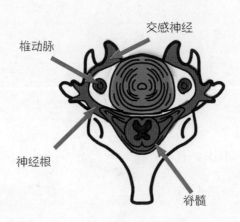

需要注意的是，颈椎病的症状很多都不是特有的，其他疾病也可能出现，且与病变部位、组织受累程度及个体差异有一定关系。故而在诊断时，医生需要结合患者的主诉、查体及实验室检查等多方面的信息才能做出诊断。当感到颈部不适时，一定要去附近的正规医院进行诊断，不要自己"对号入座"哦！

哪些因素会引起颈椎病

不良姿势

　　不良的生活习惯是颈椎病发病的最主要因素，最损害颈椎的姿势就是长期低头。每天低头刷手机、长期枕高枕、"葛优躺"看书、坐着睡觉等都是损害颈椎的"一把好手"。除这些大家都知道的因素外，还有一个常见却被人忽视的习惯也容易导致颈部损伤：在开动的车上睡觉。这是因为睡着时肌肉放松，保护作用差，一旦刹车，极易出现颈部损伤。

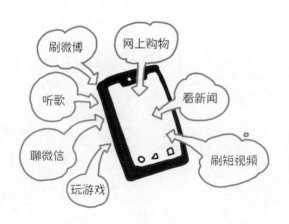

　　不过有些人并不是"自愿"长期低头的。有很多职业需要长期低头，或是在工作时难以维持正确的姿势，这些都易导致颈椎病的发生。在医院里见到的小于30岁的颈椎病患者，很多都从事"低头工种"。

🧴 慢性感染

这里的感染主要是指咽喉炎、牙周炎、龋齿及中耳炎等颈部周围组织的炎症。有研究者认为，咽喉部慢性感染是颈椎病的重要发病因素，这可能是软组织慢性劳损炎症与颈椎的退行性病变相互影响而加重病情之故。

🧴 遗传因素

大部分的疾病都逃不开遗传因素，颈椎病也不例外，所以，"拼爹拼娘"也是很重要的。

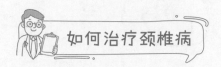

如何治疗颈椎病

现在颈椎病高发，满大街、满屏幕都是颈椎病的治疗方法，无论是街边的宣传单还是网络上的推荐，大家都要谨慎看待，一定要去正规的医院就诊。

一般来说，治疗颈椎病有以下几种方式。

🧴 口服西药

口服非甾体抗炎药和软骨保护剂，可缓解颈椎病引起的不适。

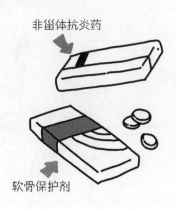

非甾体抗炎药

软骨保护剂

💊 中医辨证论治

根据中医辨证，可使用通络止痛、活血化瘀的药物，这些药物能很好地缓解症状。也可选择针灸、理疗和热敷来缓解肩颈部疼痛。

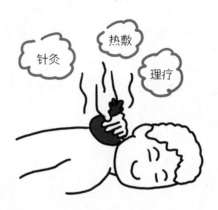

💊 颈椎牵引术

颈椎牵引术能够拉伸椎体之间的间隙，增大椎间孔，减轻神经压迫症状。

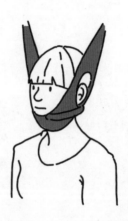

💊 手术治疗

如有严重的神经根或脊髓压迫，无法通过其他方法改善或治愈，可遵医嘱进行手术治疗。

虽然颈椎病有不少治疗方法，但得病了再四处求医总不如预防。俗话说"三分治，七分养"，要远离颈椎病，最关键的还是要在日常生活中调理。本书的最后一章提供了可行的调理方法，赶紧翻到后面，一起学习如何保养颈部吧！

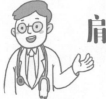

肩膀疼痛？可能是肩周炎

陈阿姨："哎哟，医生，我昨晚胳膊疼了一整晚，都没睡着，现在都抬不起来了，怎么回事呀？"

刘医生："您这是肩周炎啊。"

陈阿姨："肩周炎是什么？我为什么会得肩周炎？"

刘医生："您别急，我仔细给您讲讲。"

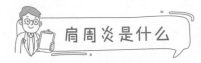

肩周炎是肩关节周围软组织如肌腱、滑囊和关节囊等发生病变而引起的肩关节疼痛和活动功能障碍，它的特点是"三个广泛"，即疼痛广泛、功能受限广泛、压痛广泛。

肩周炎好发于50岁左右的人，故又称"五十肩"，发病者女性多于男性（比例约为3：1），通常左肩发病多于右肩。

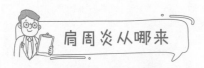

🍶 肩关节以外的疾病

冠心病、肺炎、胆囊炎等疾病可引起肩部牵涉痛。原发病长期不愈，会使肩部肌肉持续痉挛、缺血而形成炎性病灶，转变为真正的肩周炎。

缺乏活动

因上肢骨折、颈椎病的治疗需要使上肢固定过久，也会造成肩部活动不足而致供血不足、肌肉僵硬，引发肩周炎。

长期劳损

长期过度活动或姿势不良属于慢性致伤力，会使肌肉持续、缓慢地劳损，最终引发肩周炎。

外伤

肩部急性挫伤、牵拉伤后未治疗或治疗不当致肌肉受力变化、供血不足，也是导致肩周炎的原因之一。

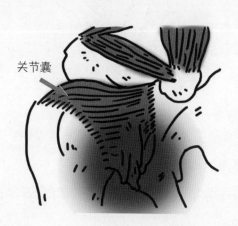

关节囊

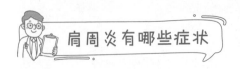

肩部疼痛

肩周炎引发的疼痛一般位于肩前外侧及上臂外侧，为钝痛或刀割样痛，疼痛可向颈项及上肢扩散，有时可放射至肘、手、肩胛区，但不出现感觉障碍。

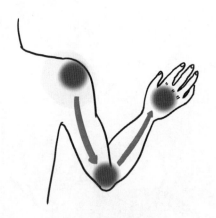

疼痛多逐渐加重，刚开始为肩部阵发性疼痛，后可变为持续疼痛。当肩部偶然受到碰撞或牵拉时，常可引起撕裂样剧痛，疼痛可在受寒或劳累后加重。若为受寒而致痛者，则对气候变化特别敏感。

肩痛昼轻夜重是肩周炎的一大特点，夜间疼痛常影响睡眠。

肩部压痛

多数患者可在肩部前方和后方、肩峰下、三角肌周围触到明显的压痛点，尤以在肱二头肌长头肌腱沟处压痛最为明显。

💊 肌肉痉挛与萎缩

肩周炎造成的持续疼痛可引起三角肌、冈上肌等肩周围肌肉出现痉挛，如持续时间长，也可能发生失用性肌萎缩，此时肌肉力量丧失，痉挛会缓解，疼痛症状反而会减轻。

💊 肩关节活动受限

在肩周炎早期，肩关节活动受限首先体现在轻度影响内外旋（即转动手臂）上，之后会逐渐影响手臂向外展开及上举，手臂前后方向的活动通常不会受到限制。随着病情进展，肩部及上臂的肌肉力量逐渐降低，使肩关节各方向的活动都受到限制，连梳头、穿衣、如厕等动作都难以完成；严重时，弯曲肘部则手不能摸到同侧肩部，手臂后伸时不能弯曲手肘。

💊 肩部怕冷

患者肩部怕冷，即使在夏天，肩部也怕受凉。很多患者不敢吹风扇，在空调房里都要披披肩保暖。

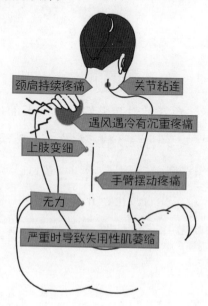

颈肩持续疼痛

关节粘连

遇风遇冷有沉重疼痛

上肢变细

手臂摆动疼痛

无力

严重时导致失用性肌萎缩

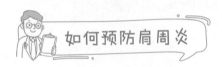

如何预防肩周炎

随着生活方式的改变，肩周炎不再是中老年人的"专利"，年轻人中也有越来越多的肩周炎患者出现，"五十肩"都可以改名叫"三十肩""二十肩"了。如何预防肩周炎就成了老少都关心的重要话题。

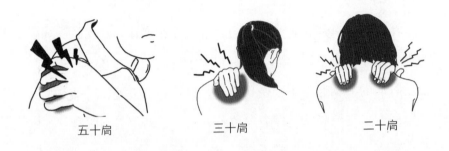

五十肩　　　　　三十肩　　　　　二十肩

那么，如何预防肩周炎的发生呢？

注意相关疾病

肩周炎可由其他疾病引发，因此在日常生活中，我们一定要注意容易引起继发性肩周炎的疾病，如心脏病、胆囊炎、糖尿病、颈椎病、肩部损伤、上肢损伤及神经系统疾病。如果你得了这些病，记得要密切观察自己，看是否有肩部疼痛、肩关节活动范围是否减小，并且记得在生活中多转动、拉伸肩关节，以保持肩关节的活动度。

保持良好姿势

如果你从事司机、教师等职业，工作需要经常伏案，或是需要长期抬起手臂，那么请一定要注意调整姿势，多让手臂放松、活动，避免长期姿势单一造成慢性劳损。

注意防寒保暖

气温低时，肌肉组织和小血管会收缩。如果肌肉较长时间收缩，产生的代谢产物如乳酸就会聚集，使肌肉组织受到刺激而发生痉挛，久而久之引起肌细胞的纤维样变性，肌肉收缩功能会发生障碍，引发各种症状。因此，在日常生活中要注意防寒保暖，特别是要避免肩部受寒。

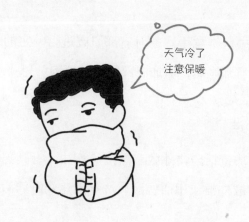

加强功能锻炼

如果肩膀长期不活动，肩周炎就会很容易"找上门"来，因此要保证关节的运动。可在日常做一些保健运动如摆动双手、太极拳、太极剑和门球，也可进行双臂悬吊，或使用拉力器、哑铃等工具进行负荷型运动，但要注意运动量，以免造成肩关节及其周围软组织的损伤。

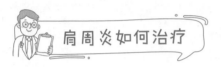

肩周炎如何治疗

药物治疗

可以口服非甾体抗炎药，就是我们平常所说的止痛药，如布洛芬。这类药物可以改善肩周炎疼痛，出现急性疼痛时可以考虑服用止痛。

推拿

推拿是用中医推拿手法，对肩部肌肉进行一定的松解。适当的推拿能减轻肩部疼痛，增加肩部的活动范围。

中医外治法

中医外治法包括药物外敷、熏洗等疗法，有其独特的功效，例如使用痹通散外敷或用通痹液熏洗都能达到舒筋活络、通络止痛的目的。

封闭治疗

封闭治疗是指使用类固醇及局部麻醉药物进行局部注射以减轻疼痛。如果在进行药物治疗和物理治疗后肩部症状没有改善，就可以尝试在肩峰下滑囊行封闭治疗。但每半年只允许进行1次类固醇注射，这是因为激素药物会损害肩袖肌腱组织。另外，糖尿病患者不适合用激素药物局部注射。

手术松解

若经上述治疗肩关节功能仍无改善，可在医生建议下进行关节粘连松解术。这是通过微创手术将粘连的肌肉、韧带松解的一种治疗手段，通常能有效减轻疼痛，改善关节活动度。不过，在松解术后，仍应在医生指导下进行康复训练，并注意保持良好的生活习惯，预防肩周炎再次发生，手术并不是"一劳永逸"的。

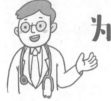

为什么你的腰椎间盘容易"突出"

说起腰椎病，大家往往只有一个感受：疼！

一说腰疼，我们就能想到一个如雷贯耳的名字——腰椎间盘突出症。现在腰椎间盘突出症可不少见，连年轻人都逃不过腰椎间盘突出症的"魔爪"。

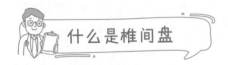

什么是椎间盘

要说腰椎间盘突出症，首先要知道什么是椎间盘。

椎间盘生活在我们的脊柱里，它夹在两段椎骨中间，就像一块软垫，避免两块椎骨直接碰撞和摩擦。要是没有椎间盘，椎骨互相"硬碰硬"，真会疼得你连腰都撑不起来。椎间盘就像童话里的小矮人，在脊柱里默默支撑着人体，不张扬，不惹事，虽然辛苦，但从不抱怨。

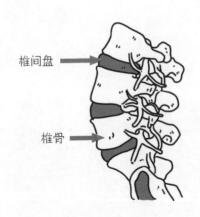

椎间盘 →

椎骨 →

椎间盘人人都有，但同样是椎间盘，为什么你的就如此"突出"？

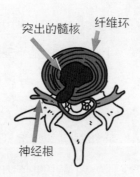

突出的髓核　纤维环

神经根

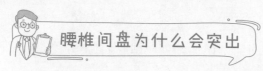

腰椎间盘突出，主要是由于椎间盘内的髓核受到的压力太大，突破了外围纤维环的"包围"。腰椎间盘突出，形象地说，就是我们位于腰部的椎间盘"出轨"了！那为什么腰椎间盘会"出轨"呢？难道是它们不爱脊椎"公主"了吗？

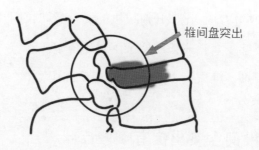

椎间盘突出

答案当然是"NO"。

现代科学研究已经证明，椎间盘并不是主动"出轨"的。其实，在正常的人体里，有许多道防护机制，椎间盘就算想，也出不来。

那是什么原因让腰椎间盘突破重围，强行"出轨"呢？其中最基本的因素是椎间盘的退行性改变，而57%～70%的椎间盘的退行性改变与外伤有关。也就是说，大部分人的发病，都有一个突发事件为起始，回想一下你自己：是不是在某次搬重物后，就开始了漫长的腰痛之旅？

除了外伤这个直接因素之外，还有很多诱因会间接导致椎间盘处于一种"容易突出"的状态中，较常见的有以下几种原因。

（1）腰部过度负荷，长期从事重体力劳动、举重运动，比如煤矿工人。

（2）腹内压力突然增加，比如剧烈咳嗽、打喷嚏、屏气、便秘。

（3）脊柱畸形或者脊柱生理曲度改变。

（4）在日常的学习、工作和生活中长期姿势不当。

（5）过度肥胖使腰椎长期处于高负荷状态。

（6）怀孕时腹部重量使腰椎过度前屈。

（7）长期震动，比如开拖拉机的驾驶员和长期开车的司机。

（8）腰部受寒，或长期处于潮湿环境中。

（9）吸烟、糖尿病、遗传因素等其他因素。

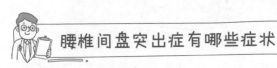

腰椎间盘突出症有哪些症状

当然，"出轨"都是要付出代价的！只不过，这个代价就要我们来承受了。

突出的椎间盘如果压迫神经根、发生炎症反应，刺激周围肌肉和神经，就会导致人体出现腰痛、腿痛等症状，这是大部分腰椎间盘突出症患者的主要症状。

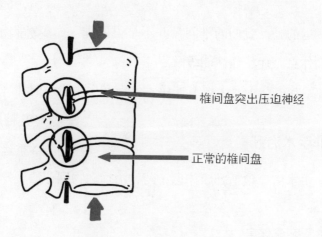

椎间盘突出压迫神经

正常的椎间盘

不过，腰椎间盘突出症的症状多种多样，并不是每个人的临床表现都相同。除了常见的腰部胀痛和下肢放射样痛（坐骨神经痛）外，也有的人久走后会感到小腿痛，休息后疼痛缓解或消失（间歇性跛行），还有的人会出现下肢麻木、发凉的症状，有些男性还会出现性功能障碍。平时大家想不起椎间盘是什么，只有出现这些症状后，大家才会开始重视它们。当初没有好好对待椎间盘，现在就只好承受这些痛苦了。

我不怪你.

我不恨你.

天下没有我原谅不了的

幸运的是，我们的椎间盘并不是很记仇，你多安抚它们，多让它们休息，症状往往能缓解。

在治疗方法上，主要有非手术治疗和手术治疗两种。

非手术治疗

非手术治疗包括卧床休息、药物治疗和物理疗法。

① 卧床休息

不要小看卧床休息，它是腰椎间盘突出症的基础治疗方法，是积极、有效的治疗手段。急性期症状重的患者必须卧床休息并佩戴腰围，休息时应当睡较硬的床垫。

② 药物治疗

可使用常用止痛药物如非甾体抗炎药，但要记得在医生的指导下服用，这类药物的最大副作用是伤胃，饭后服药可以减轻对胃的损伤。

③ 物理治疗

物理治疗包括针刺、艾灸、推拿、热敷和电疗等，这些方法对改善疼痛都有较好的效果。此外，腰椎牵引也是治疗腰椎间盘突出症的重要手段。顺便提醒一句：物理治疗一定要找专业的人士做！

💊 手术治疗

手术治疗就是通过手术的方式将突出的椎间盘摘除。目前治疗腰椎间盘突出症首选非手术治疗，80%～90%的腰椎间盘突出症患者可以通过非手术治疗使本病治愈或者让症状长期缓解，只有在万不得已的情形下，才会选择手术。

最后，需要重点提出的是，网络上、街边发的宣传单上常有各种治疗腰椎间盘突出症的广告，在这些广告里，不费吹灰之力就能治愈腰椎间盘突出症，好像打一针、按个摩就能让你的椎间盘缩回去，就像没突出过一样。但很遗憾，这只是美好的幻想。

破镜不能重圆，腰椎间盘突出了也不能重回原状。我们在医学上提到的治愈腰椎间盘突出症，实际上是将有症状的腰椎间盘突出症转变为无症状的腰椎间盘突出，使患者得到满意的康复效果，医生称之为"临床治愈"，即我们日常生活中说的"无症不为病"。所以，腰椎间盘突出症不可怕，但一定要去专业的医疗机构诊治。

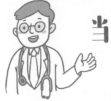

当心髋关节炎

　　60多岁的王大爷退休在家，突然发现自己长时间不动后右侧髋关节感觉僵硬，运动运动呢，又变得灵活了，有时走得久一点，右侧髋关节就感觉到疼痛，右腿也沉重到迈不开步子，稍稍休息后，感觉就会缓解，但继续行走一会儿，就又有这种感觉。

　　当时，王大爷并未将此事放在心上，但过了一阵子，他感觉自己左右腿好像不一样长了，右腿行走时有点"跛脚"，赶紧到关节外科门诊看病。医生给他做了检查，王大爷这才知道自己患上了"右髋关节炎"。

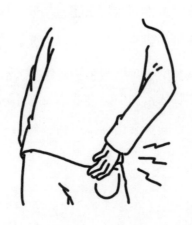

　　说起髋关节，大家都很陌生，可能有些人知道它是在臀部附近，但具体在哪儿，就说不上来了。髋关节位于腹股沟后下方，由股骨头与髋臼（就是凹进去的一个小坑）相对构成，属于杵臼关节。

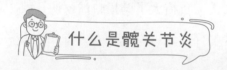

什么是髋关节炎

髋关节炎有很多种，多是按病因分类，如退变、感染、创伤、免疫异常、代谢紊乱等。这里主要讲的是退行性髋关节炎，由于它是最有代表性的髋关节炎类型，为了方便，在后面我们仍称它为髋关节炎。

髋关节炎多发病于中老年人群。很多50多岁的患者来骨科门诊就诊，一进诊室就说自己腹股沟区或大腿根部疼痛。部分患者出现髋关节旋转活动受限，发现自己穿不了袜子，系不了鞋带，盘不了腿，蹲不下，甚至走路走不远就痛。很多患者患病前没受过伤，局部也没有发热，也不会晨僵，有些患者还比较胖，那么这很可能就是髋关节炎了，再结合检查，我们就能确诊了。

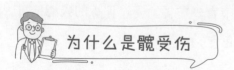

为什么是髋受伤

有人说，老听说别人肩周炎、膝盖疼，为什么我就是髋关节炎呢？我也没比别人多做什么啊？

那么原因在哪里呢？

🧴 负荷

髋关节是人体负荷最大的关节。按常理，越往下的关节负重越多，但是，为了维持正常步行、奔跑，人类的髋关节周围有强大的肌肉维持运动平衡和稳定，就像斜拉桥一样，这么多的肌肉拉扯着髋关节，髋关节自然负荷大，负荷大了磨损自然就快，就像汽车载重多了使用寿命就下降一样。这可以说是人类直立行走的代价。

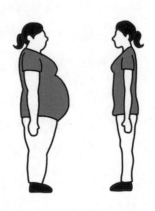

🧴 活动度

看过杂技的人都知道髋关节有多厉害，受过训练的人能把自己的双腿拧到一个难以想象的角度。

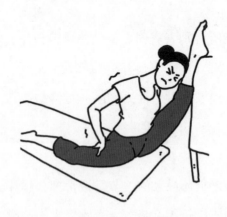

髋关节为杵臼关节，活动度在全身关节里是数一数二的。如

果你看过股骨头的标本，就会发现它上面的软骨占了大部分表面积，这就是为了能让髋关节大幅度活动而形成的结构。这种结构有好处，自然也有不好之处，我们知道关节处的软骨没有血管通过，因此股骨头营养来源十分有限，受伤了恢复缓慢，而髋关节的活动度大，撞击及磨损的机会也大，年轻时新陈代谢快不觉得，等到年老时人体修复能力下降，磨损的症状就会凸显出来。

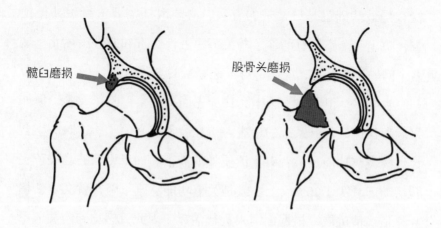

髋臼磨损

股骨头磨损

雌激素

雌激素可以通过各种渠道影响骨组织的血液供应，女性更年期时激素波动明显，雌激素分泌显著下降，这种变化很容易导致软骨退变，这也是女性更年期易发病的原因。

遗传

有些人容易得此病，有些人不容易得此病，这其中有些许"命运"的成分，谁也控制不了，这就是遗传的问题了。

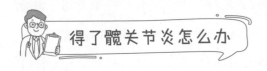

得了髋关节炎怎么办

专业确诊

在治疗之前，我们首先需要确诊是否真的是髋关节炎。X线检查是最基础也是最常规的方法，必要时还需要进行磁共振检查，防止一个不注意漏诊了髋关节隐匿性骨折和股骨头坏死。这两个问题比较严重，漏诊了可不是好玩的。

如果不是很严重，医生会让你先回去观察一阵子看看，但如果病程长达数月，系统的诊查、治疗就很有必要了。这时医生会评估髋关节功能及患者对生活质量的需求。如果患者的髋关节旋转活动度减少了20%以上，或是关节功能急剧下降，就会重新拍片评估病情进展，根据病情来进行治疗。因此，感觉到髋关节不舒服，一定要记得去正规医院，听医生的建议进行相关的检查。

对症处理

一般的对症处理包括以下几种方法。

（1）限制慢跑等对髋部有冲击的锻炼。

（2）使用软鞋垫。

（3）患侧髋关节可进行被动伸展锻炼以维持活动度。

（4）应用非甾体抗炎药（消化道溃疡患者慎用），这种药物可减轻炎症反应，有止痛作用，但要遵医嘱服药。

（5）应用营养软骨的药物，如葡糖胺、软骨素和玻璃酸钠。

（6）理疗和中医治疗也是不错的选择。

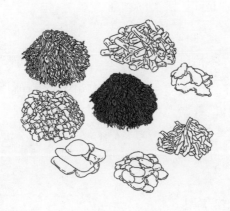

手术治疗

如果患者年龄大于65岁，病情进一步加重，且保守治疗效果欠佳，又能够耐受手术的话，考虑手术吧！有些中老年人觉得"身体发肤，受之父母"，拒绝做手术。可汽车轮胎修不了也得换啊，手术没有那么可怕，生活质量提高了，比什么都强。

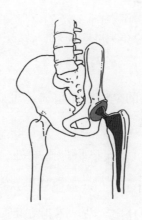

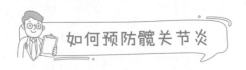

如何预防髋关节炎

中医讲究"不治已病治未病"，想要预防髋关节炎，正确的养生就很必要了。怎么养生呢？针对病因就会有思路。

🧴 负重对策

① 非负重锻炼

比较推荐的运动是游泳和骑自行车。当然，安全第一，游泳的前提是会游泳、安全措施齐全、水质有保障，骑自行车的前提是会骑自行车且道路安全。

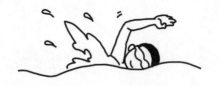

② 控制体重

在日常里，最重要的是控制体重。体重如影随形，时时刻刻都在对我们的髋关节产生"压迫"。在正常范围内，体重越轻，髋关节就越不容易受伤。除了物理影响外，体重还对代谢有影响，控制体重对糖尿病、冠心病、血栓性疾病等的预防作用很明显，而这些病也常常会让髋关节"不得安生"。

🧴 活动度对策

顾名思义，就是限制髋关节的活动，通常需休养3~4周，让髋关节有足够的时间恢复。

🧴 雌激素对策

这个有点复杂，需要复杂的评估，还是交给专科医生吧！

最后，调整心情，心情好，身体也会更健康，幸福指数"噌噌噌"就上去了。

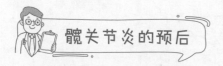

髋关节炎大多进展缓慢，在防跌倒做得比较好的社区，髋关节手术的比例相对较低。大部分患者经过口服药物、理疗及中医治疗后症状可很快缓解。所以不用担心，只要日常注意保养，感觉疼痛及早就诊，即使患了病，生活质量也能得到保障！

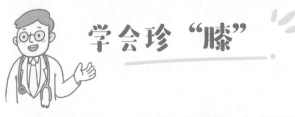

学会珍"膝"

在现代社会，"减肥"绝对是一个热词了，很多年轻人动不动就喊着减肥，大家一窝蜂地爱上了跑步减肥，"半马""全马"之类的常挂嘴边。

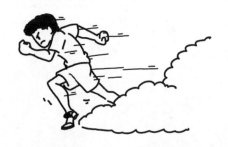

虽然不想打击众多"跑男""跑女"的信心，但是我还是要说长跑对膝关节的损害很大，特别是对女性而言。

这不，才跑步减肥三个月，王大姐的膝关节就疼得厉害，总出现"啪啪"的弹响声，有的时候还不能弯曲。去医院一查，医生诊断她是膝骨关节炎。

那么，什么是膝骨关节炎，我们该如何治疗及预防呢？

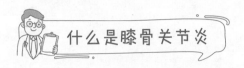

什么是膝骨关节炎

膝骨关节炎是中老年最常见的一种关节疾病，骨关节炎常发病于负重量大、活动较多的关节，如髋、膝、踝等。膝骨关节炎患者会感觉膝关节酸痛、不灵活，膝关节伸展、弯曲时，还会听到"咔嚓咔嚓"的响声。如果活动过度，膝关节就会感觉肿胀、疼痛加剧，在上下台阶后尤甚。清晨起床或久坐之后，患者会觉得关节僵硬疼痛，稍稍活动才能行走，而站立或行走过久之后，又会觉得关节疼痛，需要坐下休息。

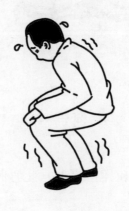

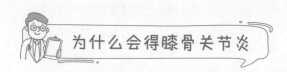

为什么会得膝骨关节炎

想必大家都有一个疑问：膝骨关节炎是如何出现的，为什么那么"偏爱"中老年人呢？

用三个字概括的话，就是"用坏了"。我们在悠闲地散步时，膝关节就在不停地磨损，如果我们要跑、跳，膝关节就要承受巨大的冲击力，这股冲击力要由膝关节的软骨来缓冲，时间一久，软骨就会越磨越少，关节表面会变得凹凸不平，同时在关节边缘出现骨性赘生物，骨取代了原本关节里的软骨，骨与骨相互摩擦，产生炎症，就成了膝骨关节炎。老年人年龄大，使用膝关节的次数自然比年轻人多，软骨也就磨损得更严重，膝骨关节炎常常无法避免。

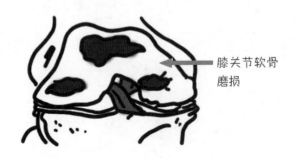

膝关节软骨磨损

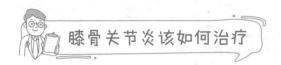

膝骨关节炎该如何治疗

首先要明确诊断和评估病情，此时膝关节X线检查是很必要的。

处置则要根据患者的年龄、下肢力线、膝关节退变的程度和症状区别对待。在膝骨关节炎的急性期、缓解期和晚期，我们的处理措施是不一样的。

🧴 急性期

① 一般处置

（1）抬高患肢、限制负重及冷敷通常是有益的。

（2）若膝部肿胀明显，专科医生可根据情况抽出关节内的积液。

（3）活动时可以使用辅助行走设备，如手杖、拐杖、助行器。

（4）这个时期，尽量不要做深蹲或跪地等增加膝关节压力的动作。

②药物治疗

（1）可应用非甾体抗炎药3~4周，这对缓解急性疼痛有较大的帮助。

（2）可应用营养软骨药物（同髋关节炎）。

（3）中药也是不错的选择，膏方和蜜丸类中成药对改善症状有较好的效果。

缓解期

在缓解期，通常推荐患者进行适量运动，锻炼以非负重锻炼为主，常见的有游泳、诺迪克式滑动器械锻炼、快步走等。无论是什么锻炼，都应有一个核心内容——锻炼股四头肌肌力，因为增加股四头肌肌力能增强膝关节的稳定性。不过，运动虽好，也要适量，同时运动前一定要记得热身，把护膝练成了伤膝，可就得不偿失了。

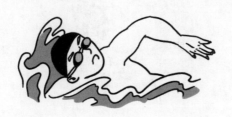

晚期

膝关节软骨已经受伤，无法恢复怎么办？最好是及时就医，参考专科医生的建议，毕竟对不同"附件"的损伤，处置也不一样。通常，到了这一时期，最常见的治疗方法就是手术处置。

（1）关节镜手术适用于半月板撕裂、游离体取出及交叉韧带重建，对于延缓病情的进展有明显效果。

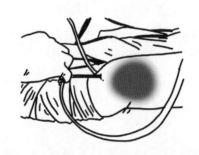

（2）对于小于62岁的患者，股骨或胫骨截骨术能纠正部分力线不正的情况。

（3）对于某些有适应证的局限性膝骨关节炎患者，可考虑单髁关节表面置换术。

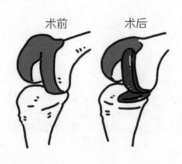

（4）对于年龄大于62岁，关节广泛退变且保守治疗无效的患者，评估患者的手术耐受程度后，可考虑全膝关节表面置换术。

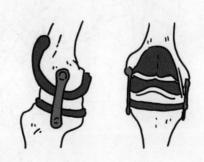

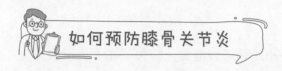

如何预防膝骨关节炎

对膝骨关节炎来说，预防比治疗更重要，可别等到疼的时候才学会珍"膝"。那么，我们可以做些什么来预防膝骨关节炎呢？

🧴 日常预防

膝骨关节炎是日积月累形成的病，因此，我们在平常就要注意预防。

最重要的是减重。要知道，膝关节承受着身体的重量，体重越大，膝关节压力越大，同理，如果体重减轻，膝关节压力就会小很多。尤其是女性，由于雌激素的减少，肥胖的老年女性出现膝骨关节炎的概率是正常体重老年女性的4倍，即使到了不想减肥的年龄，也要为了膝盖考虑考虑！

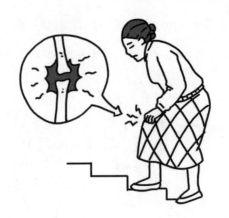

🧴 适当锻炼

适当进行膝关节的功能锻炼，但要让膝关节在不负重或少负重的情况下进行。老人可以选择骑车、游泳等运动，避免爬楼、慢跑、跳跃等活动，至于"每天一万步"，那可真就累坏膝盖了。

"最美不过夕阳红，温馨又从容"，中老年人多了解一些关节炎的预防及治疗知识，才能尽可能远离关节疼痛的困扰，享受舒适幸福的晚年生活。

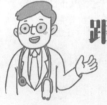

跟骨骨刺竟然是个好东西

骨刺，是一个令大家恐惧的名词。在很多人眼里，长骨刺就是身体不好的表现，疼痛就是骨刺引起的，"疼痛"似乎变成了骨刺的代名词。

真的是这样的吗？今天，我要为骨刺"平反"，介绍一下常见的跟骨骨刺。

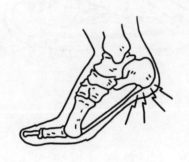

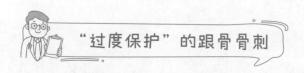

"过度保护"的跟骨骨刺

跟骨骨刺在大家心目中被妖魔化，成了足跟痛的罪魁祸首，但被冤枉的跟骨骨刺是"有苦难言"。其实，跟骨骨刺并不是导致足跟疼痛的原因。研究表明，有跟骨骨刺的人群中，63%的人没有任何的疼痛症状。

跟骨骨刺是跟骨骨质的增生，这个很多人都知道了，但为什么跟骨会增生呢？这是由于足底筋膜活动过多后过度收缩，变得紧张，产生细微的撕裂和炎症，这时人体的自我保护机制启动，足跟开始增生，形成骨刺，以保护因过度收缩而受伤的足底筋膜。

在医学界，大多数研究者认为疼痛是由足底筋膜因反复微损伤造成的微撕裂引起的，或由继发于足底筋膜微撕裂的炎症反应引发，这么说来，骨刺是疼痛的结果，而不是原因。看，明明是足跟的一片好心，我们却如临大敌，这可真是冤枉跟骨骨刺了。

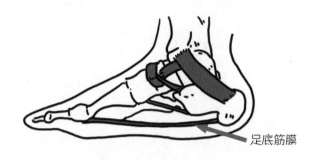

足底筋膜

那么，有了跟骨骨刺该如何处理呢？

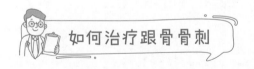

如何治疗跟骨骨刺

跟骨骨刺的治疗包括保守治疗和手术治疗两大类。

保守治疗的方法众多，如中药治疗、针灸治疗、小针刀治疗等均可获得良好疗效。

手术仅适用于经长期保守治疗无效的少数顽固性疼痛病例。几乎所有的医生都认为在手术治疗前应竭尽可能尝试所有的保守治疗措施。

不管怎样，发现足跟疼痛时，首先去看医生总是没错的。

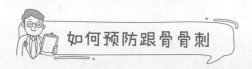
如何预防跟骨骨刺

那么，在平时，我们能做些什么来预防骨刺发生，或是改善足部疼痛呢？大家可以尝试以下几种方法。

多休息

缓解足底筋膜炎的最好办法就是限制脚部受力的时间。你在脚上施加的压力越少，足跟就会有更多的时间来愈合。

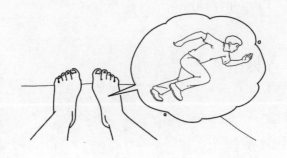

简单拉伸

尽可能多地伸展脚趾和小腿，防止肌肉僵硬。伸展双脚可以放松韧带，加强足弓部的肌肉力量，并能减轻疼痛。

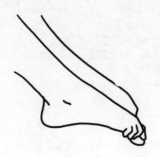

选择合适的鞋子

高跟鞋无论是对足跟还是脚掌来说都是一个"坏东西"，它会增加足部压力，导致足部受力不均。因此要尽量少穿或者不穿高跟鞋，建议穿平底的、不太硬的、宽松的鞋子，当然，垫个比较软的鞋垫就更好了。

经常泡脚

睡前可以多泡泡脚，这样可以放松足部肌肉，促进局部血液循环，有利于炎症的消退。

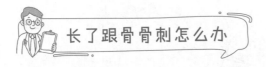

长了跟骨骨刺怎么办

脚后跟冰敷

冰敷可以帮助减轻急性炎症，缓解疼痛。可以把一个装了水的瓶子放在冰箱里，在它结冰后用它来按摩脚底。

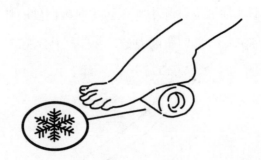

外用膏药

膏药可以贴在足跟，十分便捷，尤其适合在晚上睡觉前使用，这样可以促进局部的血液循环，起到消炎消肿的作用。

药物治疗

局部疼痛比较严重的患者，可以口服止痛药物，配合前述治疗方法效果会更好。

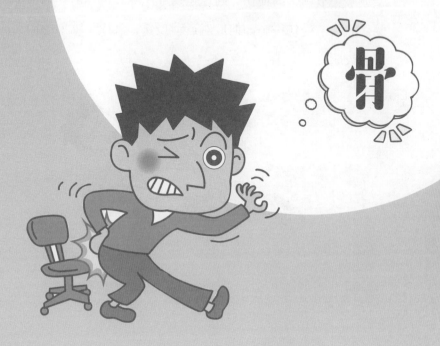

运动损伤康复
知多少

骨

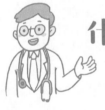

什么是运动损伤

　　随着社会的发展和经济水平的提高，人们越来越关注自己的身体素质，也有越来越多的人加入到体育锻炼的队伍中。据国家体育总局发布的《2014年全民健身活动状况调查公报》，全国6～19岁的儿童及青少年中有94.6%每周参加1次及以上体育锻炼，其中90.0%的人在体育锻炼中能达到中等及以上强度。

　　运动是好事，但运动量的增加也会带来运动损伤的显著增加。很多运动项目在增强身体素质的同时也在加速关节、骨骼等组织的退变，甚至直接造成不可逆的损伤，例如篮球运动就极易造成膝关节韧带的损伤，网球运动容易导致网球肘，羽毛球运动易使肩关节受伤……如何应对运动损伤，又成了需要我们关注的一大议题。

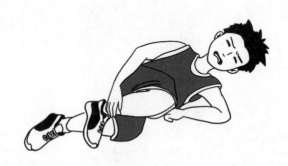

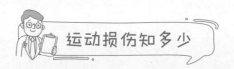
运动损伤知多少

要知道如何应对运动损伤，就要先知道什么是运动损伤。那么，在运动时，我们的骨骼和肌肉容易出现哪些类型的损伤呢?

挫伤

挫伤是指在钝重器械打击或外力直接作用下使皮下组织、肌肉、韧带或其他组织受伤，而伤处皮肤往往完整无损或只有轻微破损。发生挫伤后，以疼痛、肿胀、皮下出血和功能障碍等症状为主要表现。

肌肉拉伤

肌肉拉伤指肌肉主动强烈地收缩或被动过度地拉长所造成的肌肉细微损伤，肌肉可有部分撕裂或完全断裂。肌肉拉伤后表现出的征象为局部疼痛、压痛、肿胀，肌肉发硬、痉挛及功能障碍。如果肌肉断裂，伤员在受伤时即有撕裂感，随之失去控制相应关节的能力，并可在断裂处摸到凹陷，在凹陷附近摸到异常隆起的肌肉断端。

关节、韧带损伤

关节和韧带出现急性损伤时，表现出的征象一般有剧烈疼痛、局部压痛、关节周围红肿及运动功能障碍。如果一侧韧带断裂，就会出现轻度侧弯畸形和异常的侧向运动；如果发生了关节脱位，则会出现伤肢曲折成畸形的情况。

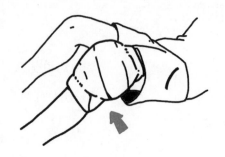

🧴 腰扭伤

腰扭伤在举重、跳水、投掷及体操运动中最容易发生。在进行体育活动时，腰部的肌肉还没活动开就过度拉伸、负荷重量过大、强行用力或脊柱过度前屈，都会造成腰扭伤。

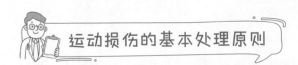

运动损伤的基本处理原则

如果运动时受到损伤怎么办呢？大家要谨记一个原则——"PRICE"原则，这是受伤后应当首先采取的几种措施。

（1）Protection（保护）：立刻停止正在进行的运动。

（2）Rest（休息）：停止活动，必要时进行固定制动，让受伤部位静止休息，减少进一步损伤。

（3）Ice（冰敷）：重要的事说三遍，24小时以内要"冰敷、冰敷、冰敷"！冰敷可以降低受伤部位的温度，延缓肿胀，减轻疼痛。但是注意不要让冰块直接与患处接触，可用毛巾包裹冰块，以免冻伤皮肤。

（4）Compression（加压）：使用弹性绷带包裹患处，适当加压，以减轻肿胀。

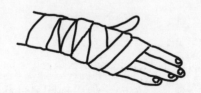

（5）Elevation（抬高）：将患肢抬高，能增加静脉和淋巴回流，减轻肿胀，促进恢复。

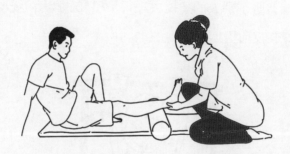

在进行了紧急处置后，下一步就应当去就近的正规医院进行检查、治疗了，专业的事要交给专业的人来做，千万不要自己草草按摩了事，否则，恢复不好，后悔也来不及了。

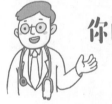

你的"肩周炎"可能是肩袖损伤

49岁的张阿姨是个典型的家庭主妇,1年前,她开始出现右肩不适,肩膀活动到某一角度,就出现明显的疼痛和无力感,夜间睡觉经常被痛醒。最近1个月,她感觉症状加重了,胳膊开始抬不起来,连穿衣洗澡都出现困难。张阿姨认为这是人们常说的"五十肩",听了别人的建议去进行吊单杠、爬墙等锻炼。可肩膀不但没好,反而更疼了。

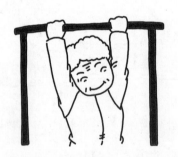

到了医院,张阿姨描述了自己的症状,医生给她做了几项检查,告诉她这是肩袖损伤了。

"肩袖损伤?没听说过啊。"张阿姨很是疑惑。

相信不仅是张阿姨,大部分人也都没听说过肩袖损伤,也无从分辨自己到底是得了肩周炎还是肩袖损伤。

那就让我来讲一讲肩袖损伤的知识吧!

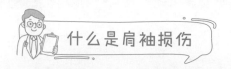

什么是肩袖损伤

肩袖区域是由肩部四块肌肉的肌腱组成的。这四块肌肉是肩胛下肌、冈上肌、冈下肌和小圆肌，它们在肱骨头前方、上方和后方像袖套一样包裹着肱骨头。由于肱骨头正在肩膀处，所以这一块的肌腱就叫肩袖。肩膀是我们最常活动的关节，肩袖损伤自然屡见不鲜。

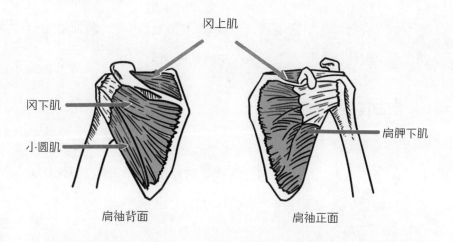

肩袖背面　　　　　　　　　　　肩袖正面

据国外流行病学统计，肩袖损伤的概率随着年龄的增加而逐渐增高，50岁以上人群发病率显著增长，70岁以上人群发病率超过50%，80岁以上人群发病率达到80%。肩袖损伤的内在因素一是肩袖肌腱随着年龄增长，出现组织退化；二是在解剖结构上，肩袖区域存在乏血管区的固有弱点。外在因素方面，创伤与撞击会加速肩袖退化，促成了断裂的发生。可以说肩袖损伤本质上是肩部的筋的老化。

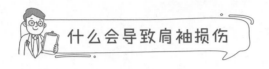 什么会导致肩袖损伤

外伤

摔倒的时候手以外展姿势接触地面，或手持重物时肩关节突然外展、上举，或扭伤而成外展位摔倒，都易造成肩袖损伤。

供血不足

如果肩袖部位供血不足，会导致肩袖老化退变，从而发生损伤。也是因此，老年人更容易发生肩袖损伤。

肩部慢性撞击损伤

肩关节退变，肩峰下间隙变窄，易导致肩关节的撞击和磨损。中老年患者的肩袖易因长期遭受肩峰下撞击、磨损而发生退变，有的老年人甚至会出现肩袖自发性断裂。

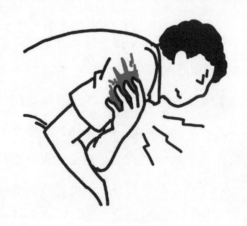

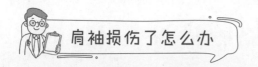

肩袖损伤了怎么办

肩袖损伤程度小的可以先进行保守治疗，如口服消炎止痛药、外敷药膏、理疗、休息、改变活动方式，以改善急性症状。

而对于损伤程度大，或保守治疗一段时间无效的肩袖损伤，应及时采取手术治疗。如不及时治疗，可能会造成肩袖损伤裂口继续扩大，加重病情，出现肩关节不稳定或继发性肩关节挛缩症，导致肩关节功能不良，严重时甚至会致残。

目前手术治疗最常用的是微创肩关节镜治疗。这种手术切口很小，可通过微创的方式解除肩关节病痛，修复撕裂肩袖，恢复关节稳定性，疗效好、风险少、恢复快，使得"肩"难不再艰难！

需要记住的是，确定肩袖损伤后，如果疼痛症状明显，一定要避免反复做肩关节外展运动，如爬墙运动。在医生告诉你确切诊断之前，做肩部活动一定要三思而行。毕竟肩膀痛未必就是简简单单的肩周炎，不是练一练就能好的，有时候会适得其反。胳膊只有两条，一定要珍惜，不是每个人都能成为独臂大侠杨过的。

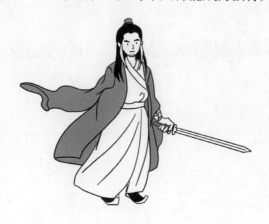

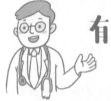

有一种胳膊痛叫"网球肘"

李大叔某天突然发现自己的手肘有点痛，他最近也没有受过伤，但就是肘部疼痛而手不能用力，不能提重物，甚至连拧毛巾等一些简单的动作都做不了，大大影响了日常生活和工作。

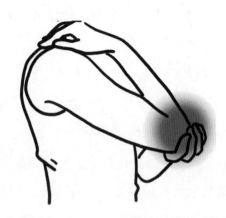

李大叔来到医院，医生详细了解了病情并给他做了检查，最后诊断他是"网球肘"。

当听到"网球肘"三个字的时候，李大叔感到很惊讶："医生您是不是看错了啊？我从来不打网球，连网球是什么样都不知道！"

医生笑着跟李大叔解释："网球肘是一种病名，不是只有打了网球才会得。"

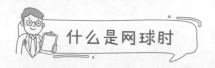

什么是网球肘

　　网球肘又名肱骨外上髁炎，它的主要症状就是肘部的疼痛。网球肘是前臂伸肌重复用力引起的慢性撕拉伤，患者会在用力抓握或提举物体时感到患部疼痛。由于网球运动员和羽毛球运动员较常见本病，故而被大家称为"网球肘"。家庭主妇、砖瓦工、木工等长期反复用力活动肘部者也常见此病，并不是只有打网球、羽毛球的人才会得这个病。

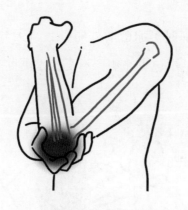

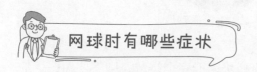

网球肘有哪些症状

　　多数网球肘患者会感到肘关节外侧酸痛，并有肘关节外上方活动痛，疼痛有时可向上或向下放射，感觉酸胀不适，手用力抓握东西、拧毛巾、提重物的时候，疼痛往往会加重。

网球肘应该怎么治疗和预防

一般治疗

① 休息

这个病是因为手和手腕长期运动导致的慢性劳损，所以休息尤其重要。

② 冰敷

出现急性疼痛时可冰敷肘外侧1周，1天4次，1次15～20分钟。冰敷时要用毛巾包裹冰块，不要让冰块直接接触皮肤，以免冻伤。

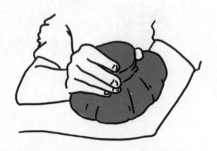

如果使用以上方式，疼痛仍未能完全缓解，则需要在医生的指导下服药、外敷药膏，或是进行打封闭、理疗等治疗。保守治疗半年至1年后，症状仍然严重者，可考虑进行手术治疗。

🏺 日常如何预防网球肘

（1）避免长时间抱重物，如发现肘部疼痛，应立刻停止负重。

（2）出门采购时尽量使用推车，少用提篮。提壶、倒水、拧衣物以及手提重物时要注意手腕姿势。不要将手背在身后，以免加重病情。

（3）如有症状，应尽可能减少肘部工作，以免病情恶化。

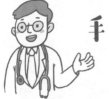

手麻了，多半是腕管综合征

小熙最近总觉得手腕不太舒服，但最近工作紧张，不方便去医院，她心想一直拖着也不是个事儿，于是找到了曾经看过病的王医生的微信，向他咨询。

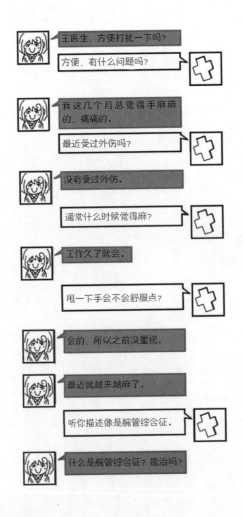

你有没有跟小熙一样的疑惑呢？今天我就给大家讲一下这个腕管综合征，也就是我们常说的"鼠标手"。

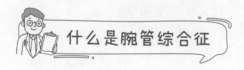

什么是腕管综合征

要讲腕管综合征，就必须解释一下什么是腕管。

腕管，是一个由腕骨和屈肌支持带组成的骨纤维管道。它就像手腕处的一根橡皮管，包裹着从中间穿过的所有组织（包括正中神经和多条肌腱）。

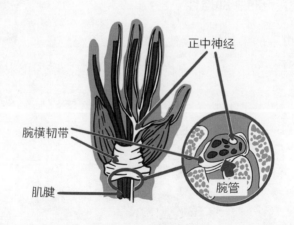

正中神经

腕横韧带

肌腱

腕管

在平时，腕管松紧合适，通过腕管的组织跟腕管相安无事。但是如果用手的方式不正确，或者过度用手，就会导致腕管结构改变，腕管内压力增高，从中穿过的正中神经就会受到挤压，此时就会出现上面小熙的症状——手麻，这就是腕管综合征。

哪些因素会导致腕管综合征

手部受力

　　腕部持续受力或者过度用力是发生腕管综合征的重要危险因素，例如工人长期手持很重的工具就很容易发生本病。

反复单一的手部操作

　　反复单一的手部操作会使腕部的肌腱产生过多的关节滑液，影响腕部软组织结构，增加正中神经的压力，例如麻醉护士相比于普通护士更容易得本病，因为麻醉护士的动作更单一、重复频率更高。

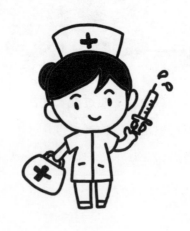

长期使用震动工具

手部长期震动会导致指围增大、手部肌力减退，长期接触震动工具的人群，如长时间使用凿石机的工作者、高频率使用电钻的泥瓦匠均是本病的高发人群。

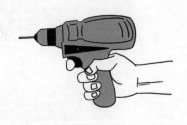

腕部姿势不正确

有研究发现腕管内压力在过度屈腕时为中立位的100倍，过度伸腕时为中立位的300倍，这种压力改变是正中神经慢性损伤的主要原因。在现代社会，由于计算机越来越普及，患腕管综合征的人也越来越多，尤其是长期面对计算机的白领，感觉手部酸胀、麻木可以说是家常便饭了。据报道，腕部弯曲度长期大于20°的计算机工作者更易患腕管综合征。

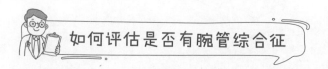

如何评估是否有腕管综合征

既然这么容易就患上腕管综合征，那我们自己有没有方法可以评估自己是否有腕管综合征呢？

当然有，下面教大家几个动作，自己在家就可以测一测。

（1）抬起上臂，弯曲手肘，双腕同时屈曲90°，可像下图一样手背相贴，1分钟内手部感觉麻木或者麻木加剧就说明你可能患上了腕管综合征。这种情况医学上称为Phalen征阳性。

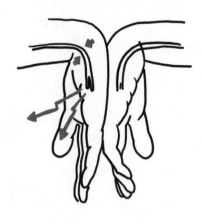

　　（2）用手指叩击腕横纹正中间的地方，这里是正中神经所在的部位。如果感觉拇指、食指、中指三指有放射痛，那么恭喜你，你"中招"了。这种情况医学上称为Tinel征阳性。

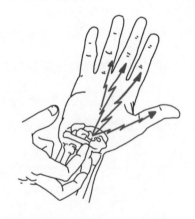

　　怎么样，你学到了吗？赶紧测一测你是否也有腕管综合征吧！如果上面两个症状都是阴性，就可以放心了；是阳性也不要紧，赶紧去医院找医生。腕管综合征虽然很难受，但也不是什么大病，遵医嘱服药，休息好手腕，并在平时加强腕部锻炼，相信你很快就能重获健康的双手。

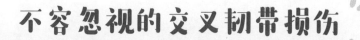

不容忽视的交叉韧带损伤

从2009年起，每年8月8日就成了"全民健身日"。随着全民健身计划的推进，无论男女老少，都懂得了运动的重要性。这几年，健身房如雨后春笋般地在各个城市出现，老百姓在日常生活中也运动得越来越多。然而，不可避免的是，越来越多的运动损伤也随之而来。

今天就给大家介绍一下最常见的膝部运动损伤——交叉韧带损伤。

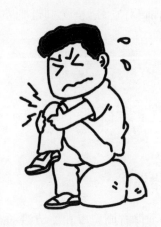

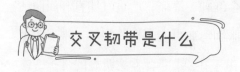

交叉韧带是什么

交叉韧带就是我们膝盖里的韧带，因为它有前后两条，又互相交叉，故称作交叉韧带，因为是十字交叉，又称为十字韧带。

前面那条叫作前交叉韧带，后面那条叫作后交叉韧带。

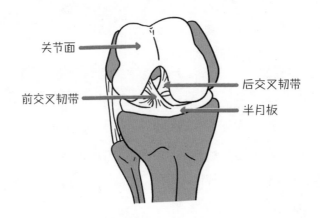

交叉韧带就像两根绳子绑在两根骨头中间，能防止膝盖过度位移，是维持膝关节稳定的主要结构。其中，前交叉韧带防止胫骨（也就是小腿）向前移位，后交叉韧带则防止胫骨向后移位。

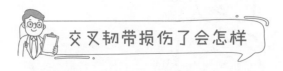

🧪 新鲜的交叉韧带损伤

交叉韧带撕裂时会伴有撕裂声和关节错动感。在撕裂的同时，会有关节内出血，因而关节处会红肿、疼痛，严重时伸直和屈曲活动都有不同程度受限。由于肿胀和疼痛可能会自行缓解，很多人就没有当一回事，就算去检查，由于在X线下看不到明显的骨折，本病也很容易被漏诊、误诊，最后变为陈旧性交叉韧带损伤。

陈旧性交叉韧带损伤

陈旧性交叉韧带损伤由急性撕裂迁延不愈而成。在平时，膝盖可能没有特别大的感觉，但在运动时，会有"打软腿"的感觉，也不能急停、急转，同时膝关节容易反复扭伤，造成半月板损伤；有些人走路时会感觉膝关节突然"卡住"，休息或晃动后多可自行缓解，这种症状被称为"交锁"症状。

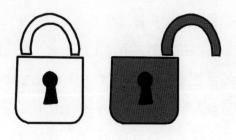

继发膝骨关节炎

因为交叉韧带这根"绳子"断裂，膝关节难以稳固，骨头就经常不在原来的位置上，容易导致软骨的磨损。我们知道，软骨的再生是很困难的，因而软骨磨损之后，就极易导致膝骨关节炎。膝骨关节炎的痛苦我们在前面已经讲过了，通常到最后会发展为活动受限，甚至不能行走，到那时，就需要做关节置换手术了。

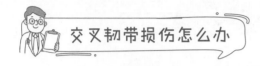

交叉韧带损伤怎么办

不要慌！当膝关节不慎发生损伤时，我们在去医院前，还是能通过一些方法来减轻痛苦、把对关节的损害降到最低的。损害发生的当时，我们可以做到以下两点。

（1）冰敷膝关节。

（2）关节制动。尽量固定好膝关节，不让它移动或弯曲，必要时加压包扎，减少出血、肿胀。

在自己简单处理后，仍应及早到医院找专业的运动医学医师求诊。如果医生诊断是交叉韧带断裂也不用担心，现在的医学技术很发达，我们可以在微创关节镜下进行交叉韧带重建术，只要好好治疗、好好保养，日常活动是没有太大的问题的！

通过这一节，大家是否对交叉韧带损伤有了更多了解呢？运动是好事，损伤要重视。在担心自己有问题的时候，记得要咨询专业的医生哦！

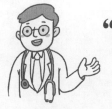

"拼步数"当心髌下脂肪垫炎

今天你走了多少步?

在全民健身的今天,"健步走"已经成为最亲民的运动健身方式,而"晒步数"也成了微信朋友圈的一种潮流。为了拼步数排行,很多小伙伴日走万步甚至几万步。没有最高,只有更高。

得了第一名固然面上有光,但很多人不知道,这样盲目拼步数,是需要付出代价的。

在门诊中,经常有患者说自己膝盖疼,一问才知道,他们最近一直在为了霸占微信运动步数排行榜首刷步数,没想到膝盖却是越来越痛了。

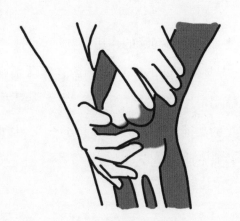

对于这类疾病,我们通常会联想到最常见的膝骨关节炎,但还有可能是另一种熟悉又陌生的疾病——髌下脂肪垫炎,它虽然常见却容易被忽略。

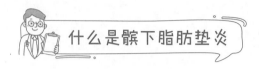

髌下脂肪垫位于髌韧带后面，与髌韧带之间有光滑的鞘膜相隔，简单地说，它就在膝盖的髌骨下方，如同一个软垫，从侧面看，髌下脂肪垫像一个钝三角形，充填了膝关节前部的间隙。

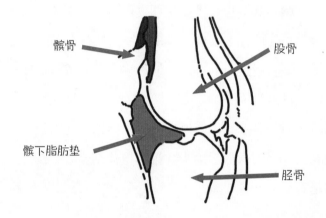

髌下脂肪垫有衬垫和润滑的作用，在运动时，它能限制膝关节过度活动，减少关节间的摩擦和刺激，吸收震荡，并储存能量，它就是人体用来保护膝关节的一个"安全气囊"。

髌下脂肪垫的功能与运动的关系十分密切，因此运动性损伤如跌倒就会导致髌下脂肪垫炎。

髌下脂肪垫炎的表现是什么

疼痛

髌下脂肪垫炎最直接的症状就是疼痛了。这种疼痛位置相对固定，多见于膝前区域（内、外侧膝眼或髌腱深部），可于劳累、上下楼梯及深蹲时加重。

体征

医生在给患者查体时，可以看到髌下区域即膝盖下方两侧饱满，脂肪肥厚，按压髌下脂肪垫时会有压痛。如让患者的患膝弯曲，并用拇指及食指按压髌韧带内外侧脂肪垫，然后再让患者主动伸直膝关节，患者就会感到膝前部有剧烈的挤压痛。这种情况医生称为Hoffa征阳性，是很重要的判断体征。

功能障碍

功能障碍主要表现为患者的运动节律异常及关节活动协调性改变，例如在运动时膝盖发软，有滑落感和跌倒感，同时关节活动范围也会减小。部分患者的症状与季节变化有关。

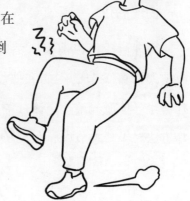

🧴 其他症状

有些患者除上述症状外，还会出现关节弹响、膝关节交锁或股四头肌萎缩。

 髌下脂肪垫炎如何防治

🧴 休息

首要的就是要减少运动。应避免爬山等活动，急性期可以冰敷膝关节，以减轻肿胀、疼痛。

🧴 药物治疗

在炎症的急性期应用镇痛药可缓解疼痛、减轻症状，一般推荐口服非甾体抗炎药，但此类药物有一定的副作用，因此不要自己随便乱吃药，要在医生指导下服用；外用药物可选择在局部使用止痛膏药贴敷或进行穴位贴敷。

🧴 物理治疗

物理治疗可以消炎、消肿、促进血液循环、促进炎症的吸收、缓解膝关节的疼痛和僵硬感。常规的理疗方法有超短波治疗、半导体激光治疗、磁疗等。最近应用于疼痛治疗的冲击波治疗方法对于膝关节疼痛有较好的疗效。

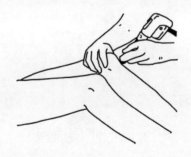

🏺 局部注射

如果病情缠绵不愈，可于局部痛点进行神经阻滞注射。

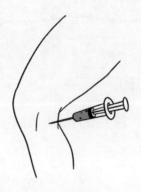

🏺 手术治疗

病程超过半年、经保守治疗疼痛未缓解的患者，可在医生的建议下考虑进行手术切除脂肪垫。

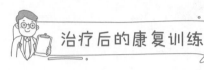
治疗后的康复训练

股四头肌练习

　　仰卧，患肢伸直，股四头肌主动收缩牵拉髌骨向近心端移动，开始缓慢收缩，逐渐用力到尽全力，持续3～10秒后放松，或两膝交替进行，每次中间休息2～3分钟，反复5～10次。

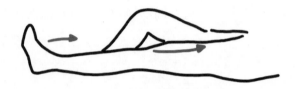

卧位直腿抬高运动

　　仰卧，下肢伸直，踝关节背屈，直腿抬高至最大限度，持续5秒后放松，或两膝交替进行，每日次数不限，渐进增加，以肌肉发酸为度。

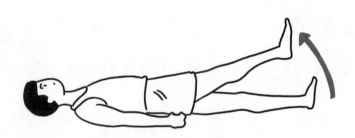

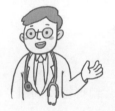

"大众病" 跟腱断裂

小张一直坚持跑步、打篮球，没承想，因一次打篮球不慎左脚拉伤，站不起来了。

小张感觉自己的左脚不能动了。然而，左脚并没有肿起来，也没有瘀青，只有剧烈的疼痛。

小张随后被送到医院，医生摸了摸小张的左脚，说："你跟腱断了，要做手术。"

"跟腱断了？那不是运动员才会得的病吗？"小张没想到，自己也会得这种"运动员专属病"。

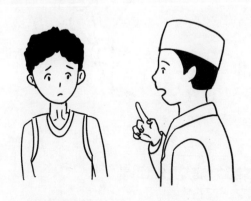

确实，曾经跟腱断裂是运动员的专属。但随着广场舞的深入人心、各大羽毛球馆的开张，全民健身之风也越刮越烈。随这股运动潮而来的是各种各样的跟腱损伤，到现在跟腱断裂也成了一种"大众病"。

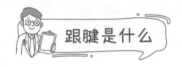

跟腱是什么

　　跟腱就是在足跟与小腿之间的那条粗壮结实、绷得很紧的肌腱，它是人体最粗大的肌腱，由小腿三头肌（比目鱼肌、腓肠肌内头和腓肠肌外头）的肌腱在足跟上方约15厘米处融合而成。跟腱在体表形成明显的条状突起，我们用手能够很清楚地摸到它。跟腱的功能是负责踝关节的跖屈（也就是绷脚尖），人能够跳跃起来，能够蹬地跑起来，靠的都是它。

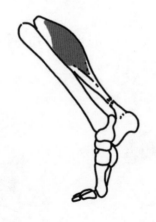

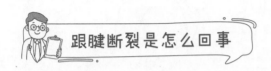

跟腱断裂是怎么回事

　　跟腱断裂最常见的原因就是运动损伤。脚踝在伸直时突然用力，跟腱就容易发生断裂。通常，断裂多见于跟骨以上2~6厘米处。

　　很多运动明星重伤甚至退赛的原因就是跟腱断裂，这也使得跟腱断裂常常出现在各大媒体的新闻头条，给我们一种"跟腱断裂是运动员专属病"的感觉。

最易明确诊断的检查方法是通过挤压小腿后方肌肉来判断腓肠肌–比目鱼肌复合体的连续性。具体来说，就是医生在查体时让患者俯卧，双脚放在床沿外，医生用手捏患者小腿三头肌的肌腹，正常的脚踝在捏肌肉时会立即跖屈（即绷起脚背，使之和小腿成一条直线），跟腱完全断裂的脚踝在捏肌肉时不动。这种情况医生称为Thompson征阳性。

在仪器检查中，最便捷有效的检查方法是超声检查，普通的超声检查即可明确跟腱是否断裂，并找到断裂的位置；核磁共振成像可进一步检查判断跟腱变性的程度；普通X线平片则可用于判断是否伴有跟腱附着部位的急性撕脱性骨折。

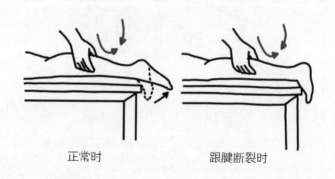

正常时　　　　　　　跟腱断裂时

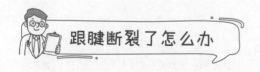

跟腱断裂了怎么办

确诊跟腱断裂的患者，手术或保守治疗方式在临床中均有应用，接受手术治疗时可采用开放或者微创经皮两种缝合方式。判断是否手术、如何手术的事情我们交给专业的医生，在这里主要讲讲术后和在平时，我们能做些什么。

如何进行跟腱断裂术后复健

①　第一阶段

这一阶段为术后2周内，此时可进行轻量活动来促进恢复。

（1）麻醉消退后，就可以开始反复活动脚趾，此时最好将患肢抬高，促进血液循环，防止肿胀。

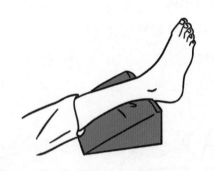

（2）术后第一天即可进行直抬腿练习，可扶双拐下床，时间控制在10分钟之内即可。少量的运动可以减轻水肿和疼痛，但下床时患肢禁止踩地负重，回到床上后，也需要将患肢抬高。

②　第二阶段

这一阶段为术后3~8周，可进行适量的练习以恢复关节功能。

（1）术后3周时，换短石膏跖屈位固定，或换跟腱靴，此时可以开始屈伸膝关节练习。

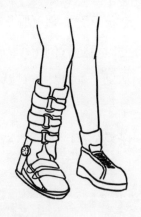

（2）术后4～6周可进行滚筒练习：拆下短石膏或脱下跟腱靴，选一实心圆筒（如矿泉水瓶、易拉罐），坐位屈膝，患足踩住圆筒来回滚动，逐渐加力并增大活动度，每天20分钟。练后用冰水混合物敷足跟和小腿20分钟，平时如感到关节肿、痛、发热明显，可每日冰敷2～3次。练习和冰敷结束后，戴上短石膏或穿上跟腱靴。

（3）术后6周可进行踝部运动练习：拆下短石膏或脱下跟腱靴，膝关节屈曲90°，主动勾脚、绷脚、内翻足踝、外翻足踝，每次练习20分钟，练习后冰敷足踝20分钟，然后戴上短石膏或穿上跟腱靴。

③ 第三阶段

这一阶段在术后9～12周，这一时期应让关节保持一定的活动量，以逐步恢复到正常的功能。

（1）每天进行伸膝位的勾脚、绷脚练习，并按摩瘢痕处。

（2）在有保护的状态下，逐步从可耐受负重的状态加重到完全负重状态练习步态，全负重无痛则可脱拐。在术后10～12周时力求达到正常的步态，此时可进行倒走练习和前向上台阶练习。但要避免跟腱高负荷的运动，如全体重跳跃或跳跃时过度弯曲踝关节。

（3）术后12周，恢复全范围关节活动，进行主动、被动牵伸练习。

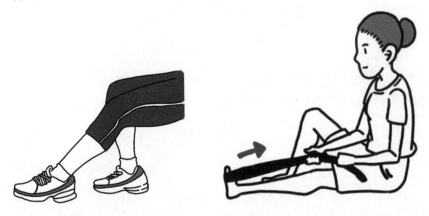

平常如何预防跟腱断裂

（1）在运动前做好充分的准备活动，将身体的兴奋点调节到最适宜的状态，使肌体各部位的功能活动加强。

（2）运动中需要注意加强保护，踝关节处应戴上护套，增加运动量必须循序渐进，以免损伤关节，造成肌腱断裂。

（3）如果运动中出现疲劳或疼痛，则要休息几天。进行激烈运动后要充分休息，让肌肉和关节有充足的时间恢复。

（4）运动时，要正确掌握动作要领，在完全掌握动作要领后再开始练习。

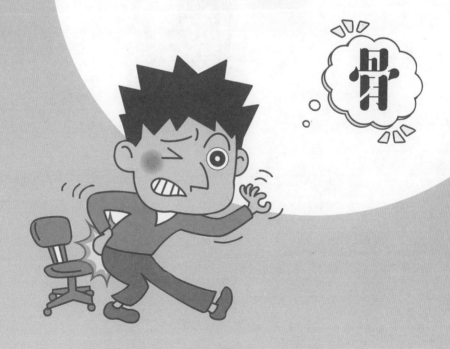

骨质疏松症的

秘密

骨

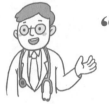

"沉默杀手"骨质疏松症

　　一个看似平静的夜晚,一个老太太被两个孙子轮流背着进了急诊,老太太的孙子告诉医生,奶奶今年78岁,走路时不小心摔倒,致右侧大腿内疼痛,无法行走。

　　医生给老太太做了体格检查,又拍了张X线片,确认她是右侧股骨颈骨折。老太太的家人惊呼道:"怎么摔一下就骨折了?"

　　也对,普通人往往不可能走路摔一下就骨折,但老年人一摔就骨折的情况似乎还不少见,为什么老年人这么容易骨折呢?

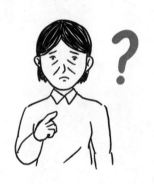

　　为了确认老太太为什么这么容易就骨折,过了几天,医生又给她测了骨密度,果不其然,老太太患有骨质疏松症,这下就真相大白了。

　　那么,什么是骨质疏松症呢?

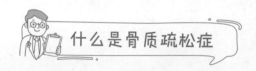

什么是骨质疏松症

顾名思义，骨质疏松症就是骨质的数量减少，骨的显微结构破坏，使得骨的脆性增加、强度降低的一种病。骨质疏松症多见于老年人，他们的骨头不再是年轻时的"硬汉"了，而是像饼干一样变得又松又脆，所以非常容易骨折。

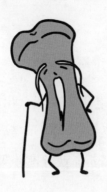

骨质疏松症虽然会导致半数以上患者有疼痛感，但也有很多人没有很明显的症状。由于没有感觉，所以大部分患者并不知道自己体内的钙正在不断流失，等出现症状，骨骼已经丢失了一半以上的钙，已经很难通过短期治疗取得效果了。因此，骨质疏松症也被称为"沉默杀手"。

那么，这个"沉默杀手"会让我们多么"痛不欲生"呢？

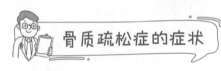

骨质疏松症的症状

🧴 疼痛

患了骨质疏松症，半数以上的患者会有多发性或全身性的疼痛，多发性疼痛主要表现为颈、肩、腰、腕及踝的疼痛。疼痛常发生于坐着、站着、躺着或翻身时，症状时轻时重，所以患者常常难以描述疼痛的感觉。

🧴 骨骼变形

患了骨质疏松症的老年人一般会出现弯腰驼背、身高"缩水"的情况，很多人以为这是人老了之后的正常现象，殊不知，这是骨质疏松引发脊椎骨折，使脊椎骨变形所致。

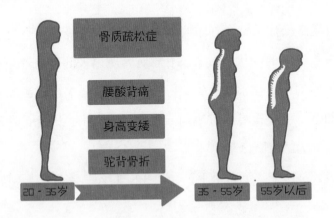

🧴 骨折

骨质疏松症造成的最严重的后果是骨折，其中最常见的是脊椎、腕部（桡骨远端）和髋部（股骨颈）骨折。脊椎骨折一般是压缩性骨折和楔形骨折；髋部骨折由于会伴有各种并发症，因此在第一年内的死亡率达到20%~25%，即使侥幸存活，50%以上的患者也会遗留不同程度的残疾，危害非常大。

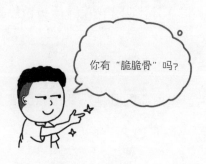

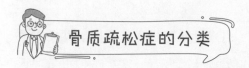

骨质疏松症的分类

骨质疏松症可分为原发性骨质疏松症、继发性骨质疏松症和特发性骨质疏松症。

原发性骨质疏松症

原发性骨质疏松症是自然衰老过程中人体组织器官系统退行性改变在骨骼系统出现的症状，主要包括两个类别：①妇女绝经后骨质疏松症，它主要与绝经后雌激素不足有关；②老年性骨质疏松症，它主要与年龄增长导致的衰老有关。

继发性骨质疏松症

继发性骨质疏松症是指由除衰老外的其他因素导致的骨质疏

松症，一般来说相关因素包括以下几个。

① 疾病

其他与骨骼无关的疾病（如甲状腺功能亢进、慢性胃肠炎、肝病及糖尿病等）损害骨代谢，诱发骨质疏松症。

② 营养缺乏

维生素D、钙、蛋白质及其他一些微量元素缺乏会阻碍骨骼的生长，引发骨质疏松症。

③ 药物因素

某些药物可损害骨代谢，引发骨质疏松症，临床以糖皮质激素对骨代谢的损害最常见，甲氨蝶呤、肝素、苯妥英钠也是"重点危险分子"，此外，部分抗惊厥药、免疫抑制剂及性腺功能抑制剂也会引起骨质疏松症。

④ 肢体废用

见于长期卧床、截瘫、太空飞行等。

⑤ 遗传

见于成骨不全、染色体异常。

⑥ 不良习惯

大量和长期饮酒、喝咖啡、吸烟，也是常见的危险因素。

（7）妊娠及哺乳

在怀孕和哺乳期间，妇女体内的钙会大量流失，导致骨质疏松。

特发性骨质疏松症

这一类型的骨质疏松症多见于成人和8~14岁的未成年人。特发性骨质疏松症患者多有遗传家族史，同时女性发病多于男性。

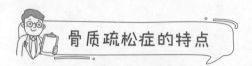

骨质疏松症的特点

老年人多发，女性多发

骨质疏松症在老年人中的发病率较高，女性比男性更易得骨质疏松症。据统计，在50岁以上的人群中，有50%的女性、20%的男性可能会出现骨质疏松性骨折，而如果患者发生过一次骨质疏松性骨折，就会有多次发生继发性骨折的危险。

给社会造成负担

骨质疏松症由于病情复杂、并发症多、治疗时间长，会给家庭和社会造成严重的经济负担。

美国患有骨质疏松症的女性有2 000多万，总的治疗费用超过100亿美元。这些患者中，约有一半由于骨质疏松导致髋部骨折而失去了生活自理能力。

截至2010年，我国的骨质疏松症患者已经多达1.14亿人。随

着老年人口数量急剧上升，骨质疏松导致的骨折发生率也会迅速
上升，医疗费用也随之增加。到了2040年，用于髋部骨折的治疗
费用将增加至2 400亿美元。

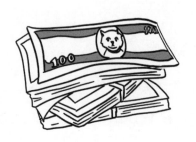

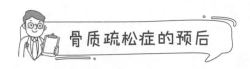
骨质疏松症的预后

　　一般来说，轻度和中度的骨质疏松症预后往往较好，不会遗
留严重后果；比较严重的骨质疏松症，往往会伴随较为严重的症
状，并会遗留不同程度的后遗症。

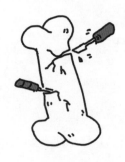

💊 骨折

① 脊柱压缩性骨折

重度骨质疏松症患者，无外力作用也可出现胸椎或腰椎压缩性骨折。骨折多发生于第10胸椎～第12胸椎，也见于第1腰椎和第2腰椎，椎骨多呈鱼椎样或楔状样改变。

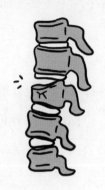

② 桡骨远端骨折

桡骨远端是骨皮质与骨松质交界处，属于无受力的薄弱处。此种骨折的起因多为摔倒后手着地，多见腕部疼痛、肿胀、功能受限等症状。

③ 股骨上端骨折

股骨上端骨折主要指股骨颈骨折和股骨粗隆间骨折，是骨质疏松性骨折中预后较差、治疗较难的骨折。股骨上端骨折多因摔倒导致，患者可出现大腿疼痛、肿胀、瘀斑等症状。

（4）踝关节骨折

骨质疏松症患者也易出现踝关节骨折。

（5）其他部位骨折

骨质疏松症患者，全身的骨质强度都有问题，所以各处都有可能发生骨折，一般以承重部位为多。只要受到一定的外力，都会发生骨折，所以在日常生活中需要多加小心。

🧴 呼吸困难

很多骨质疏松症患者有呼吸功能减退的症状，这是因为骨质疏松症患者易发生胸椎、腰椎压缩性骨折，使脊椎后弯，胸廓畸形，继而导致肺活量和最大换气量显著减少，出现胸闷、气短、呼吸困难等症状。

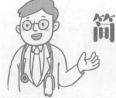

简单自查骨质疏松症

前面提到了骨质疏松症的危害，又知道了它在平时很难被发现，大家是不是感觉有点慌？

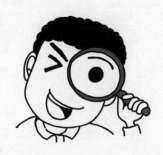

不用怕，骨质疏松症虽然被我们称为"沉默杀手"，然而任何病的发生发展都是有其原因、过程以及相应症状的。只要提高防范意识，我们也能让它无处遁形。越是早发现、早治疗，效果往往越好，可以最大限度地降低骨质疏松性骨折发生的风险，缓解骨痛等症状，提高生活质量。

想要判断身体里是否有这个"妖怪"，只要跟着我"两步走"就行。

 第一步：骨质疏松症风险一分钟测试题

国际骨质疏松基金会（IOF）设计了骨质疏松症风险一分钟测试题，以下问题可以帮助大家进行骨质疏松症高危情况自我检测。

表1 国际骨质疏松基金会（IOF）骨质疏松症风险一分钟测试题

序号	题目	是	否
1	您的父母曾被诊断有骨质疏松或曾经轻摔后骨折？		
2	您的父母中有一人驼背？		
3	您的实际年龄超过60岁？		
4	您是否在成年后因轻摔而发生骨折？		
5	您是否经常摔倒（过去超过一次），或因身体较虚弱而担心摔倒？		
6	您在40岁后的身高是否减少了3厘米以上？		
7	您是否体质量过轻（BMI值小于19）？		
8	您是否曾连续服用类固醇激素（例如可的松、泼尼松）超过3个月？（可的松通常用于治疗哮喘、类风湿性关节炎和某些炎性疾病）		
9	您是否患有类风湿性关节炎？		
10	您是否被诊断出有甲状腺功能亢进、甲状旁腺功能亢进、1型糖尿病、克罗恩病、乳糜泻等胃肠疾病或营养不良？		
11	女性回答：您是否在45岁或以前就停经？		
12	女性回答：除了怀孕、绝经或子宫切除外，您是否曾停经超过12个月？		
13	女性回答：您是否在50岁前切除了卵巢，又没有服用雌激素或孕激素补充剂？		
14	男性回答：您是否出现过阳痿、性欲减退或其他雄激素过低的相关症状？		
15	您是否经常大量饮酒（每天饮用超过2个单位的乙醇，相当于啤酒0.5千克、葡萄酒150克或烈性酒50克）？		
16	您目前习惯吸烟，或曾经吸烟？		
17	您是否每天运动少于30分钟？（包括做家务、走路和跑步等）		
18	您是否未食用乳制品，又没有服用钙片？		
19	您是否每天户外活动时间少于10分钟，又没有服用维生素D？		

以上问题中只要其中一道题的回答为"是"，那就说明你有骨质疏松的风险，应当尽早到正规医院进行骨质疏松检测，做到早诊断、早预防、早治疗。

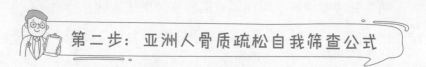

第二步：亚洲人骨质疏松自我筛查公式

亚洲人骨质疏松自我筛查公式为：（体重-年龄）×0.2=风险指数。

（1）如果结果大于-1，说明骨质疏松的风险比较低。

（2）如果结果小于-4，则说明是高风险，要赶紧去医院进行诊断和治疗。

（3）结果在-4和-1之间，则说明是中风险，最好也去医院咨询一下，看看有哪些适合你的预防方法。

举例来说，一个65岁的人，体重58千克，那他的骨质疏松风险指数就是（58-65）×0.2=-1.4，说明他处于中风险区域。

专家建议，50岁以上的人每年都应进行自测。如果是患有哮喘和甲状腺疾病的患者，或是用过激素类药物的人，应更早做这个测试。

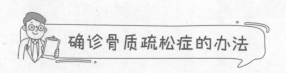

确诊骨质疏松症的办法

通过上述"两步走"，我们可以判断自己是否属于骨质疏松症的高危人群，那么怎样才能确诊为骨质疏松症呢？

这就不得不提我们的骨密度测定，骨质疏松症绝对逃不过它的"法眼"，因此，医生称之为诊断骨质疏松症的"金标准"。

骨密度测定通常测量腰椎和髋部，鉴别是否有骨质疏松症主要是通过以下几个要点。

（1）骨密度值低于同性别、同种族健康成人的骨峰值不足1个标准差属于正常，降低1～2.5个标准差为骨量低下（骨量减少）。

（2）降低程度等于或大于2.5个标准差为骨质疏松。

（3）骨密度降低程度符合骨质疏松标准，同时伴有一处或多处骨折时诊断为严重骨质疏松。

当然，随着医学和科技的发展，诊断骨质疏松症的技术不断更新和多样化，其他的手段如生化检查、病理学检查、X线、定量CT、定量超声等都可以作为诊断是否有骨质疏松症的辅助检查。骨质疏松症虽然来得静悄悄，但还是有很多方法可以及时发现它的。

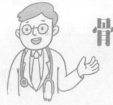

骨质疏松不可怕

每到过年，电视上到处都是钙片的广告，看了广告，感觉吃了钙片就再也不会患上骨质疏松症了。但实际上，真的是这样吗？

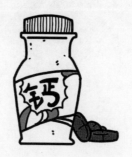

答案当然是"NO"！

通过前面的章节，我们明白了什么是骨质疏松症。虽然骨骼中的钙流失是造成骨质疏松症的主要原因，但骨质疏松症并不是简单地等同于缺钙，盲目补钙，骨质疏松症能不能好不一定，大剂量补钙倒是会增加患肾结石、血管钙化以及心血管疾病的风险。

那么我们还能不能补钙了？当然能，而且补钙也是必需的。只不过，补充钙剂只是治疗和预防骨质疏松症的方法之一。我们补钙需要有技巧地补，不能三天打鱼两天晒网，更不能一时冒进大量补充。

关于是否需要补钙这一点，你需要询问你的医生，如果医生给你检查后确确实实地告诉你需要补钙，那么就按照医嘱服用钙片，在补充钙的同时，也别忘了它的"好兄弟"维生素D，有了维生素D，钙才能被更好地吸收。此外，补钙时需要定期进行血钙检测，如果发现血钙过高，就要调整钙片剂量或停止补钙了。

俗话说"人有四百病，医有八百方"，那么治疗骨质疏松症还有哪些方法呢？

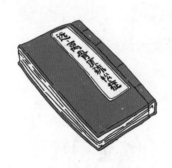

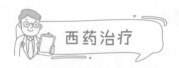

目前临床上用于治疗骨质疏松症的化学药物，按照作用机制可以分为以下几类：①基础类药物，如钙制剂和维生素D；②骨再吸收抑制剂，如降钙素、二膦酸盐类、选择性雌激素受体调节剂；③骨形成制剂，如甲状旁腺激素多肽类和全段甲状腺素；④既能刺激骨形成，又能减少骨吸收的制剂，如雷尼酸锶。

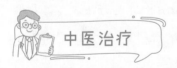

对于骨质疏松症这种慢性病，中医的优势很明显。骨质疏松症属于中医学"骨痿""骨枯"范畴，肾虚是它发生的根本原因，脾虚是它发生的促进因素，血瘀是它发生的重要病理基础。

对骨质疏松症，中医往往采用分期治疗，早期以补肾法为主配合冲击性运动，中期以健脾法为主配合抗阻运动，后期以活血法为主配合导引。治疗以补肾、健脾及活血法为主配合相应运动，通过药物治疗改善临床症状的同时通过运动增强肌力，达到协同增效的目的。不过，此种治疗需在专业医生的指导下进行。

除中药治疗外，中医治疗骨质疏松症的方法还有很多。

沐浴疗法

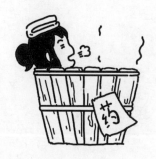

在此列出常用的药浴方供大家参考。

（1）续断15克、杜仲20克、枸杞子20克、延胡索20克、巴戟天15克、白芷15克、川芎15克、当归尾15克。水煎30分钟，去滓留汁，温度保持在40～50℃，外洗腰背部。本方具有补肝肾、强筋骨的作用。

（2）千年健20克、刘寄奴20克、木瓜15克、秦艽15克、牛膝15克、细辛10克、荆芥10克、没药10克。水煎30分钟，去滓留汁，温度保持在40～50℃，外洗腰背部。本方具有祛风通络、疏通筋骨的作用。

（3）当归、五加皮、没药、青皮、川椒、姜黄、香附、威灵仙、鸡血藤各30克，乳香、桂枝、桃仁、红花各10克。水煎30分钟，去滓留汁，温度保持在40~50℃，外洗腰背部。本方具有活血化瘀、舒利关节的作用。

中医外治法

我们常见的中医外治法包括针灸、推拿、拔罐及穴位贴敷疗法等，这些方法都对改善症状有一定疗效，可在医生的指导下选用。

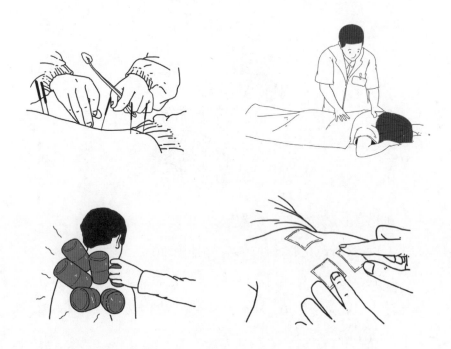

起居疗法

早在两千多年前，中医典籍《黄帝内经》中就有一段关于起居养生的论述："上古之人，其知道者，法于阴阳，和于术数，食饮有节，起居有常，不妄作劳，故能形与神俱，而尽终其天年，度百岁乃去。"随着生产力的发展和人类文明的进步，人们的生活起居条件不断改善，人们逐渐养成了起居有常、饮食有节、定期沐浴、洒扫庭院、除虫灭鼠等良好的生活卫生习惯，并形成了一套行之有效的养生保健方法，逐渐走上健康长寿的道路。

起居疗法包括改善居住的环境和气候，生活规律，饮食有节，远离烟酒等。就骨质疏松症患者而言，应该合理地安排生活起居，不宜劳累，避受风寒湿邪的侵袭，应多站立、多散步、多晒太阳、少坐、少躺，肥胖者应注意减轻体重。若出现椎体压缩性骨折，须完全卧床休息，恢复到一定程度后要进行腰背部肌肉的锻炼，以免再次发生骨折。

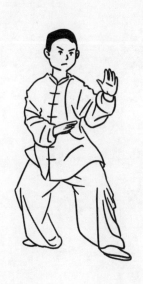

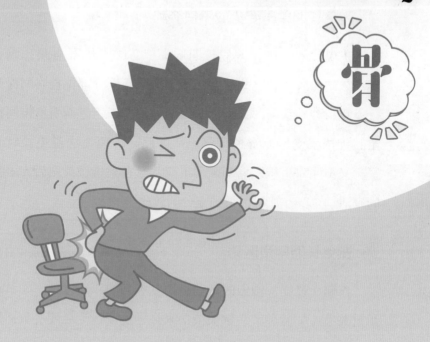

骨科疾病的
日常调护

骨

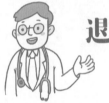

退行性骨关节病的调护原则

对退行性骨关节病，中医讲究"治未病"，即"未病先防，既病防变，愈后防复"。在临床上，大多数医生都推荐"金字塔"式的治疗方法，即首先行锻炼、减肥、食疗等方法，其次是物理治疗，然后是药物治疗，最后才是手术治疗。

总的来说，这些调护方法的原则是一致的。那么，有哪些方法是我们能在日常生活中使用的呢？

预防方法有哪些

避免长期单一姿势或不良姿势

在现代社会里，人们长期低头、弯腰、伏案前倾，或者开车、久站、久坐，这些都会使得颈椎、腰椎等部位长时间保持单一姿势，会导致局部韧带、肌肉的慢性劳损，进而引发椎间盘突出、神经根受压、脊柱侧弯等。因此，即使无法避免长时间加班，又不能对手机忍痛割爱，也应尽量在久坐、久站后，多找时间来活动全身，让肌肉得到充分的放松。

避免长期剧烈运动

长期、过度、剧烈的运动是诱发本病的原因之一。尤其对于承重关节（如膝关节、髋关节）来说，过度运动会使关节面受力加大，磨损加剧。长期剧烈运动还可使骨骼及周围软组织过度受力，造成骨骼受力不均，软组织受损。因此要避免长期剧烈运动，保护好自己的关节。

适当进行体育锻炼

避免长期剧烈运动，并不是不活动，恰恰相反，适当的体育锻炼可有效预防本病。因为关节软骨的营养来自于关节液，而关节液只有靠"挤压"才能够进入软骨，促进软骨的新陈代谢，所以适当的运动，特别是关节的运动，可增加关节腔内的压力，有利于关节液向软骨的渗透，减轻关节软骨的退行性改变，从而减轻或预防关节软骨的增生和退行性改变。

及时治疗关节损伤

关节的退行性病变经常与关节内骨折有直接关系，如由于骨折复位不完全，造成关节软骨面不平整，从而产生创伤性关节炎。关节内骨折的患者如果能够及时治疗，做到解剖复位，完全可以避免创伤性关节炎和关节退行性病变的发生。

减轻体重

体重过重是诱发关节退行性病变的重要原因。过重的体重会加速关节软骨的磨损，使关节软骨面上的压力不均匀。因此对于体重超标的人，适当减轻体重可以降低关节承受的压力，预防脊柱和关节的退行性病变。

中医方法

中医的推拿按摩、针灸、穴位贴敷，既是治疗手段，也是预防保健方法。各类推拿手法可明显缓解关节退行性病变引起的疼痛及关节功能障碍；针灸治疗以病痛局部选穴为主，结合循经及辨证选穴；三伏贴、三九贴及各类中药穴位贴敷，可使局部血管扩张，促进血液循环，改善周围组织营养。

功能锻炼

所有的功能锻炼，都建议先在专业的医师指导下进行，不了解自己身体就贸然锻炼可能会适得其反。另外，所有的锻炼都应该以"无痛"为原则，如果处于疼痛急性期，休息并及时就医才是最佳的选择。

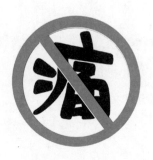

在生活中，最简单有效的锻炼是走路。每天30分钟的散步时间，对于一般人而言已经可以改善久坐等带来的诸多不适。如果觉得只是走路不能改善自己的情况，或因其他原因无法散步，我们也可有针对性地做一些局部的保健训练。具体的锻炼方法会在后面的章节中提到，一起来学习吧！

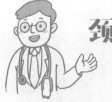

颈椎病的日常调护

随着现代生活方式的改变，一个新的人群——"低头族"产生了，这个人群的规模日益增大，并有年轻化的趋势。"低头族"长时间保持一个姿势，如低头玩游戏、看书以及上网等，常常会出现颈肩痛、头晕、手麻等不适。如果你也有这些症状，那你就要注意了，你可能患上颈椎病了。

"天啊，好恐怖！那要怎么预防和保健呢？"想必作为"低头族"一员的你会这样问。

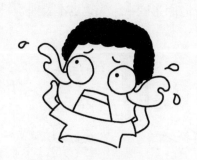

不用那么担心，颈椎病是可以预防和改善的，下面就由我来化身"护骨使者"，给大家讲讲颈椎病的调护知识吧！

 预防颈椎病的日常生活护理

🧴 避免长时间低头

伏案工作时座椅高度要适中，以端坐时双脚刚能触及地面为宜，每隔1~2小时就应当活动颈部。

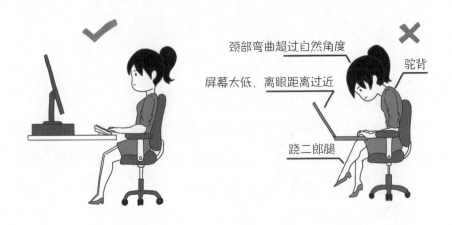

颈部弯曲超过自然角度

屏幕太低，离眼距离过近

驼背

跷二郎腿

🗴 减少不良姿势

平时要避免长时间半躺在床头，也不要曲颈斜枕看电视、看书。

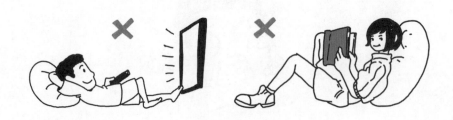

🗴 选好枕头

睡眠时应保持头部和颈部在一条直线上，避免姿势扭曲。枕头长度要超过肩宽，不宜过高，以平卧时约为一拳的高度为佳，枕头的颈部区域稍高于头部区域，这样可以承托颈部，让颈部充分放松。

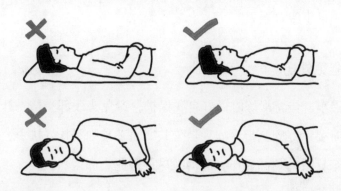

颈部保暖

在平时，一定要注意颈部保暖，严防风寒湿侵袭。尽量避免在寒冷的时间如冬天的午夜洗澡，肩颈处如果出汗或被淋湿，记得尽快擦干。

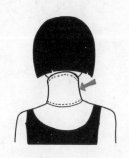

预防诱发因素

咽喉炎、牙周炎、中耳炎等颈部周边的疾病都可诱发颈椎病，因此，在平时也要注意自己是否患有其他疾病，如果得病了，就要赶紧去治疗，这样才能

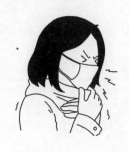

避免颈椎也跟着受累。

🍶 避免外伤

　　乘车、体育锻炼时做好自我保护，避免头颈部受伤。开车及乘车时要系好安全带，如乘坐公共交通工具则要扶好扶手，防止急刹车导致的颈部受伤。运动时尽量避免头部猛烈扭转，否则易导致颈部扭伤。

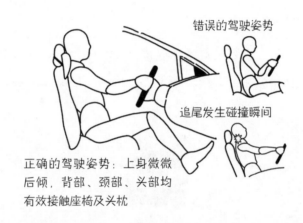

错误的驾驶姿势

追尾发生碰撞瞬间

正确的驾驶姿势：上身微微后倾，背部、颈部、头部均有效接触座椅及头枕

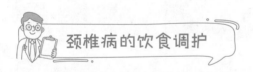

颈椎病的饮食调护

　　不同的证型有相应的饮食宜忌，如果不知道如何选择，可以对照你自己的症状，根据下表来选择。

表2　颈椎病不同证型的饮食宜忌

辨证分型		特点	饮食宜忌
风寒痹阻		颈、肩、上肢窜痛麻木，以痛为主，头有沉重感，颈部僵硬，活动不便，怕冷	宜进食祛风散寒的温性食物，如大豆、羊肉、狗肉、胡椒、花椒等。忌食凉性食物及生冷瓜果、冷饮，多服温热茶饮
气滞血瘀		颈肩部、上肢有刺痛感，痛点固定，伴有肢体麻木	宜进食行气活血、化瘀解毒的食品，如山楂、萝卜、木耳等。避免煎炸、肥腻、厚味之品
痰湿阻络		头晕眼花，感到一切都在旋转，头有沉重感，四肢麻木，食欲差	宜进食健脾除湿之品，如山药、薏苡仁、赤小豆等。忌食辛辣、燥热、肥腻等生痰助湿之品
肝肾亏虚	肝肾阴虚	头晕，耳鸣，失眠多梦，肢体麻木，脸红，眼睛发红；心烦失眠，嘴巴苦，咽喉干涩	宜进食滋阴填精、滋养肝肾之品，如枸杞子等。忌辛辣香燥之品
	肝肾阳虚	头晕，耳鸣，失眠多梦，肢体麻木，脸红，眼睛发红；手脚冰凉，怕冷	宜进食温壮肾阳、补精髓之品，如黑豆、核桃、杏仁、腰果等。忌生冷瓜果及寒凉食物
气血亏虚		头发昏，眼发花，感到一切都在旋转，脸色苍白，心悸胸闷，四肢麻木，容易疲劳，感觉无力	宜进食益气养阴的食品，如莲子、红枣、桂圆等。忌辛辣香燥之品

 改善颈椎病的锻炼方法

那么，有没有一些锻炼能改善颈椎病呢？

当然有，让我来教你几招，让你的颈椎"百毒不侵"。

拔项法

吸气时头顶向上伸展，下颌微收，双肩下沉，使颈部后方肌肉紧张用力，坚持3秒钟，然后呼气放松。

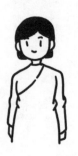

📋 项臂争力

两手交叉，屈肘上举，用手掌抱住颈项部，用力向前，同时头颈尽量用力向后伸，使两力相对抗，随着呼吸有节奏地进行锻炼。

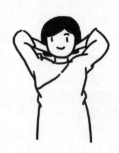

📋 仰首观天

双手叉腰，先低头看地，闭口使下颌尽量紧贴前胸，停留片刻，然后头颈仰起，两眼看天，停留片刻，反复进行。

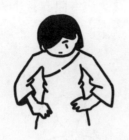 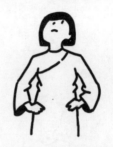

回头望月

头部转向一侧，头顶偏向另外一侧，双眼极力向后上方观望，如回头望月状，坚持片刻，然后进行对侧方向的锻炼。

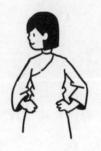 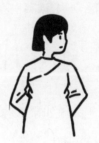

保健"米"字操

（1）身体直立，双手自然下垂，挺胸、抬头，颈部向左侧屈，吸气，复原时呼气，再向右侧屈。

（2）颈前屈，下颌贴胸。

（3）颈后伸到最大限度。

（4）头向左斜上方摆动至最大限度，再向右斜上方摆动至最大限度，配合呼吸。

（5）向左斜下方摆头至最大限度，再向右斜下方摆动至最大限度。

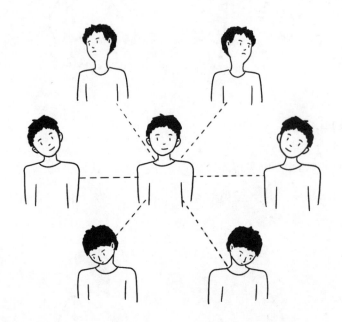

护骨使者："如果大家掌握了上面这几招，在面对颈椎病时就不用'颈'张啦！"

低头族："太好了，给你个大大的赞！"

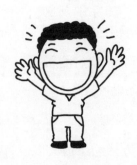

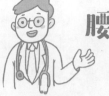

腰椎间盘突出症的日常调护

想要形容一个人很优秀，大家最爱的是这句：

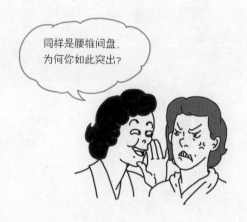

不过说归说，要是说中了那可就不妙了……

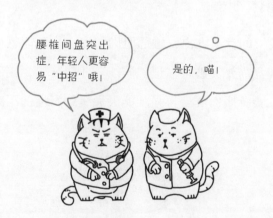

不过即使真的得了腰椎间盘突出症，也不用着急，这里有几个妙招，可以让你在日常生活中就轻轻松松地完成护腰的任务。

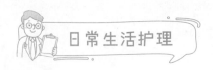
减轻体重

减轻体重，就是减轻腰部负重，自然对腰椎间盘更加友好。为了美观，也为了腰椎间盘的健康，体重一定要控制好才行。

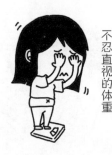

不忍直视的体重

锻炼身体

要想腰椎间盘不突出，腰部肌肉的力量也不能忽视。还记得吗？腰椎间盘需要突破很多道"防线"才能突出，腰部肌肉就是其中之一，腰背肌肉群变得强壮能大大缓解脊柱的压力。因此，

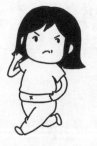

姐姐妹妹跑起来

加强腰部肌肉的锻炼，就是在给你的腰椎间盘"放假"，一起练起来吧！

采用恰当的持物方法

平时如果习惯直接弯腰去搬重物，那你的腰椎间盘可能早早地就"罢工"了。这是因为弯腰负重时，腰椎间盘受到腹侧的压力大，而背侧的压力小，这就使得它们容易往外跑，就变成了腰椎间盘突出症。正确的搬重物姿势是挺直腰背，下蹲后搬起重物，这样，力量就能均匀地分布在腰椎间盘上，不会"伤腰"啦！

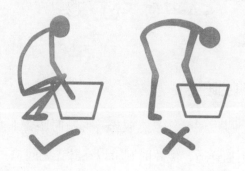

保持正确的坐姿

正确的坐姿对颈椎、腰椎都有保护作用，具体的坐姿要求可以参考下图。如果椅子靠背不合适，坐下时可以在椅子和靠背之间放一个小枕头来分担腰部受力。

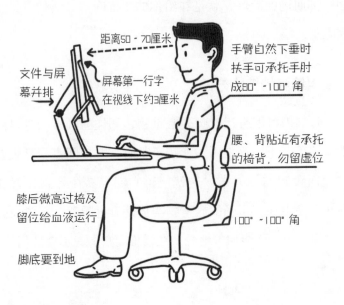

距离50～70厘米

文件与屏幕并排

屏幕第一行字在视线下约3厘米

手臂自然下垂时扶手可承托手肘成80°～100°角

腰、背贴近有承托的椅背，勿留虚位

膝后微高过椅及留位给血液运行

100°～100°角

脚底要到地

采用正确的睡姿

　　睡觉时，尽量使腰部自然放松。仰睡时膝盖下方垫一个枕头可以让腰部更加舒适，侧睡时则可以在膝盖之间垫一个枕头。

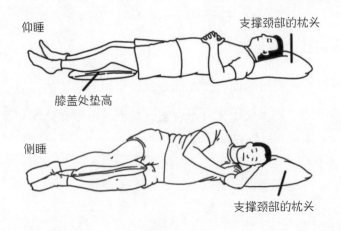

仰睡

支撑颈部的枕头

膝盖处垫高

侧睡

支撑颈部的枕头

避免腹压过大

在生活中避免增加腹压的动作，才能尽量保证腰椎间盘的健康，有时一个喷嚏就能让你的"陈年老腰痛"复发。虽然要求高了些，但还是要尽可能地避免感冒，这样能够减少咳嗽和打喷嚏。便秘也容易引发腰痛，平时注意多饮水、多吃蔬菜，防止便秘。

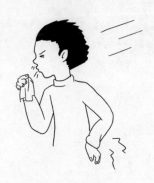

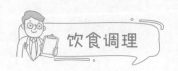

腰椎间盘突出症也分为多种证型，根据这些证型也有不同的饮食宜忌，大家可以参考下表来调整自己的饮食。

表3　腰椎间盘突出症不同证型的饮食宜忌

辨证分型	特点	饮食宜忌
气滞血瘀	腰腿痛剧烈，有固定痛处，腰部僵硬，俯仰活动困难	饮食宜进行气活血化瘀之品，如黑木耳、金针菇、桃仁等
寒湿痹阻	腰腿部冷痛，有沉重感，转侧不利，静卧休息也不减轻或反而加重，遇寒疼痛加重，得热疼痛减轻，伴下肢活动受限	饮食宜进温经散寒、祛湿通络之品，如砂仁、羊肉等。忌凉性食物及生冷瓜果、冷饮

（续表）

辨证分型		特点	饮食宜忌
湿热痹阻		腰筋腿痛，痛处伴有热感，或有四肢关节红肿，活动受限，口渴但不欲饮水	饮食宜进清热利湿通络之品，如丝瓜、冬瓜、赤小豆、玉米须等。忌辛辣燥热之品，如葱、蒜、胡椒等
肝肾亏虚	肝肾阴虚	腰腿痛已有多时，反复发作，乏力，劳作时疼痛加重，休息时疼痛减轻；心烦失眠，嘴巴苦，咽喉干涩	宜进食滋阴填精、滋养肝肾之品，如枸杞子、黑芝麻、黑木耳、银耳等。忌辛辣香燥之品
	肝肾阳虚	腰腿痛已有多时，反复发作，乏力，劳作时疼痛加重，休息时疼痛减轻；手脚冰凉，怕冷	宜进食温壮肾阳、补精髓之品，如黑豆、核桃、杏仁、腰果、黑芝麻等。忌生冷瓜果及寒凉食物

腰背部肌肉功能锻炼

常用的腰背部肌肉功能锻炼法有四种，下面我来为你一一介绍。

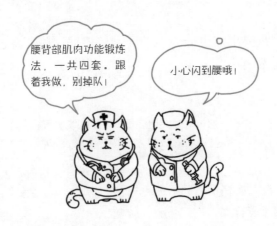

🧴 三点支撑法

双上肢屈肘放在胸前，以头、双足为支点，用力挺起胸腹，如拱桥状。

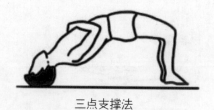

三点支撑法

🧴 四点支撑法

双手、双脚支撑全身腾起，如拱桥状。

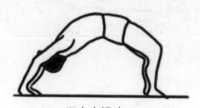

四点支撑法

🧴 五点支撑法

以头、双肘、双足为支撑点，用力向上拱腰，使胸、腹部提起，身体呈拱桥状。

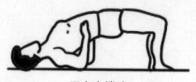

五点支撑法

俯卧背伸法（飞燕点水法）

俯卧，上身与双腿同时向后伸，全身翘起，让腹部成为唯一支撑点，形成飞燕姿势，然后还原，整个过程中维持自然呼吸。

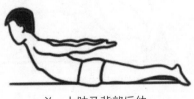

头、上肢及背部后伸

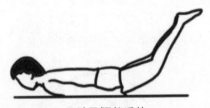

下肢及腰部后伸

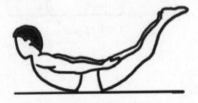

整个身体后伸

功能锻炼最好在专业人士指导下进行，循序渐进、持之以恒是关键。

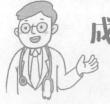

成人股骨头坏死的日常调护

股骨头坏死分为成人股骨头坏死和儿童股骨头坏死，这里跟大家分享的是成人股骨头坏死的日常调护。

成人股骨头坏死又叫股骨头缺血性坏死，是由于股骨头受到损害或者血液供应中断，引起骨细胞及骨髓成分死亡，继而股骨头结构改变，股骨头塌陷，关节软骨破坏，导致髋关节疼痛、关节活动不利索及行走功能障碍等症状的疾病。

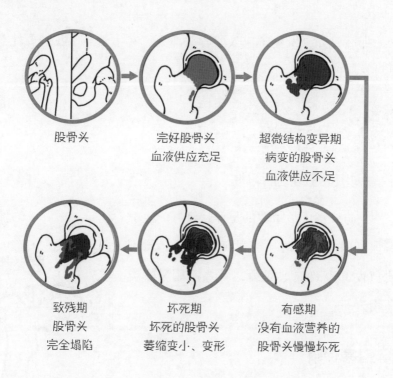

股骨头

完好股骨头
血液供应充足

超微结构变异期
病变的股骨头
血液供应不足

致残期
股骨头
完全塌陷

坏死期
坏死的股骨头
萎缩变小、变形

有感期
没有血液营养的
股骨头慢慢坏死

成人股骨头坏死多以髋部、臀部、腹股沟区的疼痛为主要症状，偶尔伴有膝关节疼痛、髋关节内旋活动受限等问题。它好发于30～50岁的中青年群体，酗酒是最常见的致病因素，激素药物的不合理应用也是导致该病的重要原因。由于酗酒人群数量不断增加，临床上激素药物的应用范围也日益广泛，近年来成人股骨头坏死的发病率呈明显上升趋势。

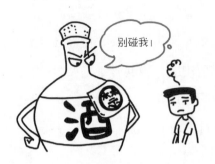

那么，如果发生了成人股骨头坏死，在生活当中我们要注意些什么呢？

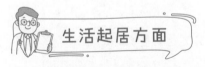

🧴 保持良好的生活习惯

预防疾病，最重要的是保持良好的生活习惯。因此，平时应当早睡早起，尽量不要熬夜，也要戒烟戒酒，不要滥用激素类药物。

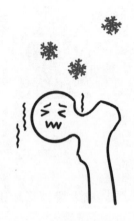

🧴 注意保暖

关节疾病的患者对湿冷感觉非常敏感，

所以平时要注意关节保暖，多用热水袋，尽量穿长裤，避免髋关节受到冷风直吹。

姿势正确

注意保持正确的坐姿，避免久坐，坐的时间超过1小时应起身活动10分钟左右，适当舒展全身各关节。同时也要避免下蹲、坐矮凳子、弯腰拾物、前倾系鞋带等动作，减少股骨头的摩擦和受损。

维持正常体重

人体上半身重量占体重的60%，当处于站立位时，我们的髋关节需要承受这些重量，当体重较重时，髋关节的压力就会倍增。因此患有成人股骨头坏死的患者应当适当控制饮食，同时也要注意避免血液中胆固醇和血脂超标。

拄拐行走

拄拐能够降低股骨头的负重强度，减少股骨头的压力，因而能够改善髋关节的疼痛，减少关节软骨的磨损，预防股骨头的塌陷。如已患有本病，在日常生活中应尽量拄拐行走，这样能够尽量延缓股骨头坏死的进程。

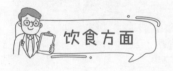

饮食方面

成人股骨头坏死的患者都有不同程度的钙流失，因此需要适当补充钙，以增强骨头硬度。在平时可以多喝牛奶，或食用奶制品。除此之外，饮食均衡也有利于骨骼的健康，多食用新鲜的肉类、蔬菜和水果，多晒太阳来保证维生素D的摄入，都对股骨头坏死有预防作用。

同时，还可以根据证型的不同，参照下表来进行食疗。

表4　股骨头坏死不同证型的饮食宜忌

辨证分型		特点	饮食宜忌
气滞血瘀		髋部疼痛，夜间疼痛明显，像针刺一样痛，固定在髋部，髋关节不能自如屈曲、伸直。舌质暗或有瘀点，苔黄	宜食行气止痛、活血化瘀的食品，如萝卜、鲈鱼、红糖、山楂、生姜、桃仁、百合等。忌煎炸、肥腻、厚味、寒凉的食品
痰瘀蕴结		髋部沉重疼痛，疼痛位置固定，髋部肿胀，不能自如屈曲及伸直，局部皮肤有麻木感，形体肥胖。舌质灰	宜食健脾除湿、行气活血化瘀的食品，如萝卜、山药、薏苡仁、赤小豆、木耳等。忌辛辣、燥热、肥腻等生痰助湿的食品
肾虚血瘀	肾阴虚	髋部隐隐疼痛，持续不间断，关节有僵硬感，伴心烦失眠、口渴咽干、面色潮红；头晕耳鸣，腰膝酸痛，失眠多梦，潮热盗汗，五心烦热	宜食滋养肾阴的食品（不宜与萝卜同服），如大枣、枸杞子、黑芝麻、甲鱼肉、桃仁等。忌辛辣香燥的食品
	肾阳虚	髋部隐隐疼痛，持续不间断，关节有僵硬感，伴心烦失眠、口渴咽干、面色潮红；神疲乏力、精神不振、活力低下、易疲劳、畏寒怕冷、四肢发凉（重者夏天也凉）、身体发沉	宜食温壮肾阳、补精髓的食品，如黑豆、核桃、杏仁、腰果、黑芝麻等。忌生冷瓜果及寒凉的食品
	兼血瘀	症状依肾阳虚、肾阴虚的不同参见上方表格	宜食活血化瘀的食品，如红糖、山楂、生姜、桃仁等。忌煎炸、肥腻、厚味的食品

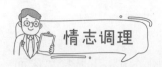

情志调理

在中医理论中，情志变动可以影响气机，从而影响到疾病的转归和预后。《素问·举痛论》云："余知百病生于气也。怒则气上，喜则气缓，悲则气消，恐则气下，寒则气收，炅则气泄，惊则气乱，劳则气耗，思则气结。"这说明不同情志变化，对人体气机活动的影响是不相同的，所以导致的症状亦各异。因此保持平稳愉快的情绪，对疾病的康复也有很大的帮助。

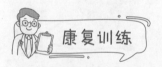

康复训练

股骨头坏死的患者不能进行剧烈运动，如跑、跳等，但是全身其他部位又应当锻炼，以预防关节粘连、肌肉萎缩和骨性关节炎。患者可在专业人士指导下进行功能训练。每天的锻炼强度以微感疲劳为宜。

下面我来给大家介绍一些锻炼的方法。

肌肉训练

① 股四头肌练习

仰卧，绷紧大腿肌肉，尽量伸直膝关节，保持5～10秒。反复练习至大腿肌肉感到酸胀，休息后可缓解为宜。

②　卧位直腿抬高运动

　　仰卧，在床上绷紧大腿肌肉，伸直膝关节，下肢抬离床面20~30厘米，坚持10秒，休息片刻再重复训练，10~20次为一组。训练至肌肉有酸胀感，休息后可缓解为宜。

🧴 关节训练

　　空中踩单车：仰卧，双下肢在空中模拟骑自行车动作，动作缓慢而有力。训练至肌肉有酸胀感，休息后可缓解为宜。

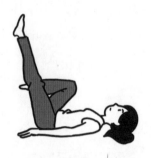

🧴 日常运动

　　平时可适当运动。对于成人股骨头坏死的患者来说，游泳是最佳的运动方式，这是一种非负重运动，对脊柱、髋关节及下肢均有好处。

　　股骨头坏死不可怕，现代医学有各种方法可以对付它，但想要良好的预后，生活中的调护也不能忽视。调整好心态，积极治疗，适度运动，股骨头坏死患者也能拥有美好生活。

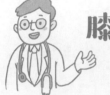

膝骨关节炎的日常调护

我们都知道，人体就像一台机器，时间长了，某些"零件"难免会出现一些问题，无论怎么保养，退行性病变似乎总是不可避免，而膝骨关节炎就是这样一种"不可避免"的疾病。

膝骨关节炎是一种以退行性病理改变为基础的疾患，通常呈现出膝关节软骨破坏、半月板破坏及骨刺增生等病理变化，多见于中老年人。它主要表现为膝关节肿大、内翻畸形、上下楼梯疼痛、坐起立行时膝部酸痛不适，部分患者伴有患肢肿胀、关节弹响和关节积液。

虽然关节老化不可避免，但通过保养，我们能延缓它的到来。那么，我们在生活中怎么来延缓膝骨关节炎的发生呢？在这里我就来跟大家分享一下关于膝关节的保养知识。

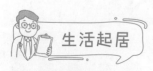

生活起居

注意保暖

冬天喜欢露腿的年轻人要注意啦，小心以后膝盖早早地"抛弃"你。要保护膝盖，平时一定要注意避免风寒湿邪入侵，局部要注意保暖。

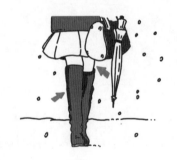

🧴 合理使用膝关节

在疼痛和长时间行走时可戴护膝来保护膝关节。平常也应及时纠正不良姿势如跷二郎腿，避免膝关节长期处在压力过大的状态下。如发生膝关节及周边部位的感染，一定要及时就医。

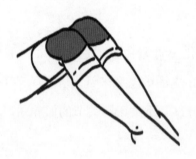

🧴 减少运动损伤

按"节约关节"的理念，应减少膝关节的负重运动，特别是爬楼梯和爬山。在运动前，应先进行热身运动活动膝关节，可按照顺时针或者逆时针方向按揉膝盖面，并左右屈伸膝关节，这样能增加膝关节的活动度，减少磨损。

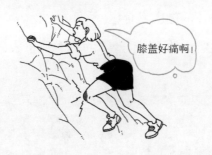

膝盖好痛啊!

维持体重

膝关节是人体重要的承重关节，承受重量越多，关节软骨磨损的概率也越大，肌腱也越容易受伤。所以，肥胖者应适当减重，从而减少膝关节承受的压力。

保证营养

要多摄取含有蛋白质、维生素和矿物质的食物，如奶制品、豆制品，并适当增加户外活动，以保证维生素D充足，这样才能让膝关节更加健康。

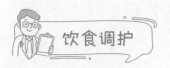

饮食调护

食物是人体摄取营养、维持生命活动不可缺少的物质，中医理论认为人体摄入食物后，会将食物化生成气、血、津液，以维持人体正常的生命活动。《灵枢·五味》中记载："故谷不入，半日则气衰，一日则气少矣。"食物是精、气、神的物质基础，只有机体营养充盛，精、气才会充足，神志才能健旺。所以，吃对了才能促进身体的健康发育。

　　根据膝骨关节炎的不同证型，可以参照下表进行饮食调护。

表5　膝骨关节炎不同证型的饮食宜忌

辨证分型	特点	饮食宜忌
风寒湿痹	腰腿痛剧烈，有固定痛处，腰部僵硬，俯仰活动困难。舌淡，苔白腻	宜食祛风除湿、温经通络的食品，如姜、蒜、辣椒等。忌生冷、性凉及肥腻的食品，如柿子、螃蟹、蚌肉、海带等
风热湿痹	起病较急，病变关节红肿、灼热、疼痛，甚至疼痛不可触，遇冷则疼痛感减轻，可伴有全身发热或皮肤红斑、硬结。舌质红，苔黄	宜食清热利湿的食品，如薏苡仁、冬瓜等。忌生冷、辛辣、滋腻、温燥、伤阴的食品，如洋葱、荔枝、狗肉、羊肉等
瘀血闭阻	肢体关节刺痛，痛处固定，局部有僵硬感或麻木不仁。舌质紫暗，苔白而干涩	宜食活血通络、温经壮阳的食品，如山楂、木耳、黑豆、核桃、乌鸡等。忌辛辣燥热、肥甘厚腻的食品，如肥肉、烤肉等
肝肾亏虚	膝关节隐隐作痛，腰膝酸软无力，酸困疼痛活动后疼痛感更加明显。舌质红，少苔	宜食补益气血、益肝肾的食品，如山药、枸杞子等。忌发物、肥腻的食品，如鱼、虾、鸡蛋等
气滞血瘀	膝部疼痛，夜间痛剧，刺痛不移，关节屈伸不利。舌质暗或有瘀点，苔黄	宜食活血化瘀的食物，如田七瘦肉汤、木耳煲排骨等。忌煎炸、肥腻、厚味、寒凉的食品

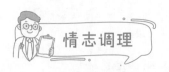

情志调理

　　欢乐就是健康，愉快的情绪是最好的长寿秘诀，宋代陈无择
认为七情的刺激是三大类致病因素中的一大类，强调了心理因素

在疾病发生发展中所起的重大作用。保持平稳愉快的情绪，对疾病的康复也是有很大的帮助的。

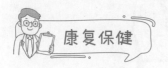

大家千万别以为膝关节病了就不能动了。实际上，患了膝骨关节炎，不仅能动，而且如果动得好、动的方式正确，适当的体育锻炼反而可以保护膝关节，减缓它的退化，让你健步如飞。

那么应该怎么锻炼呢？听我一一道来。

胃 肌肉训练

① 股四头肌练习

仰卧，绷紧大腿肌肉，伸直膝关节，保持5~10秒。训练至大腿肌肉感到酸胀，休息后可缓解为宜。

② 卧位直腿抬高运动

仰卧，在床上绷紧大腿肌肉，伸直膝关节，下肢抬离床面20~30厘米，坚持10秒，休息片刻再重复训练，10~20次为一组。训练至肌肉有酸胀感，休息后可缓解为宜。

③ 坐位直腿抬高运动

这个方法和仰卧的直腿抬高一样，只不过姿势是坐着的。这个训练可以加强股四头肌力量，提高关节稳定性，让关节更耐用。

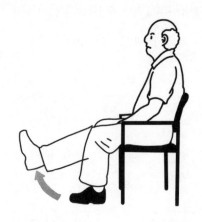

关节训练——膝关节不负重的屈伸运动

仰卧，一侧下肢伸直，另一侧下肢屈膝屈髋，使大腿尽量靠近胸部，然后交替练习另一侧下肢。反复练习至肌肉有酸胀感，休息后可缓解为宜。

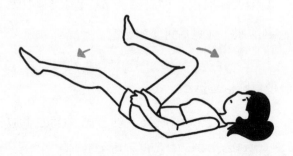

膝关节的保护关键在于平时的锻炼和保养，要想减缓膝关节软骨的退化，我们就应在平时坚持正确的锻炼方法。合理的运动可以促进关节软骨代谢，保护膝关节，让膝与你同行，疼痛与你说"byebye"。

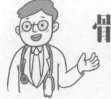

骨质疏松症的日常调护

随着生活水平和人们对健康重视程度的提高，对于骨质疏松症这类慢性基础病，大家都主张通过食疗慢慢恢复，称之为饮食疗法。饮食疗法最早可追溯到《本草纲目》，它道明了"医食同源"的真谛。

那么，骨质疏松症该吃些什么？怎么吃？

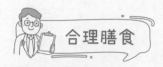

平衡是关键

骨质疏松症的患者最重要的是合理膳食、平衡营养，因为骨质疏松症的发生与食物营养摄入不均衡有着密切的关系。食物中营养结构不合理、部分营养不足、部分营养过剩，可导致营养障碍，造成钙吸收不足或者丢失过多，从而出现骨丢失，发生骨

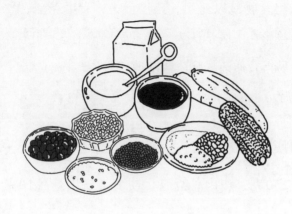

质疏松症。在各种营养中，钙、维生素D和蛋白质尤为重要。因此，调节好膳食平衡，保证各种营养的合理供给，是防治骨质疏松症的主要环节，它是药物和其他治疗方法无法替代的。

补钙很重要

骨质疏松症的发生主要与机体钙缺失有关，引起机体缺钙的直接因素是膳食中钙的摄入不足。此外，也要注意饮食中是否有影响钙吸收的情况，例如维生素D能促进钙吸收，蛋白质也可促进钙的吸收和储存，在补充钙的同时补充这些营养，才能做到事半功倍。

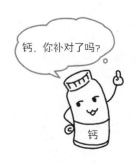

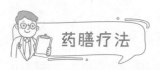

说到食疗，就不得不提我们的药膳了，它是中国传统的医学知识与烹调经验相结合的产物。它"寓医于食"，既将药物作为食物，又将食物赋以药用，药借食力，食助药威，二者相辅相成，相得益彰。中医学认为，肝主筋，肾主骨，肝肾不足则筋骨失养，便易得骨质疏松症。想要改善骨质疏松的状况，可选用下列药膳食疗方。

猪血瘦肉豆腐汤

猪血250克，瘦肉、豆腐、胡萝卜、山药各10克，调料适量。将瘦肉洗净、切丝、勾芡，猪血、豆腐切块，胡萝卜及山药切片，同入锅中，加清水适量煮沸后，调入姜末、食盐，待熟后调入葱花、味精、猪脂适量，稍煮即成。此方可健脾补肾、益气养血。

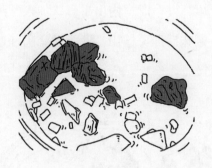

黄豆核桃鸡

鸡肉750克，黄豆、核桃各50克，调料适量。将鸡肉洗净、切块，黄豆泡软，核桃取仁，同放入汽锅中，加葱白、姜末、食盐、料酒，而后加水至八成满，文火蒸约2小时后取出，加胡椒粉适量，待稍凉后食用。此方可补肾益精。

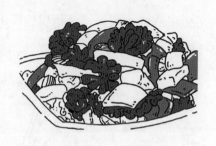

桑椹牛骨汤

桑椹25克，牛骨250～500克，调料适量。将桑椹洗净，加酒、糖少许蒸制。另将牛骨置锅中，水煮，开锅后撇去浮沫，加姜、葱再煮。见牛骨发白时，捞出牛骨，加入已蒸制的桑椹，开锅后再去浮沫，调味后即可饮用。此汤能滋阴补血、益肾强筋，尤适用于骨质疏松症。

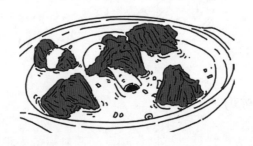

猪皮续断汤

鲜猪皮200克，续断50克。取鲜猪皮洗净、去毛、去脂、切小块，放入锅内，加生姜15克、黄酒100克、食盐适量，取续断煎浓汁加入锅内，加水适量，文火煮至猪皮烂即可食用。此汤有利于减轻骨质疏松症引起的疼痛。

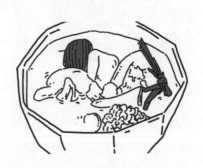

甘薯小米粥

甘薯、小米各150克。甘薯洗净、去皮、切成小块，小米淘洗干净后放入锅内，加甘薯块和适量水，置武火上烧沸，再用文火熬煮至熟即可食用。此粥可补血补气，益智安神，防治骨质疏松症。

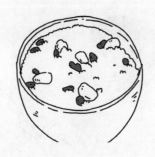

扁豆山药苡仁粥

白扁豆、薏苡仁各50克，山药、粳米各100克，白糖少许。粳米淘洗干净，山药切片，白扁豆、薏苡仁洗净，将粳米、薏苡仁、白扁豆放入锅内，加水适量，置武火上烧沸，再用文火熬煮，至八成熟时加入山药片和白糖，熬煮至熟即可食用。此粥可补气养血，抗骨质疏松，适用于劳损、风眩、心烦、骨折、骨质疏松等症。

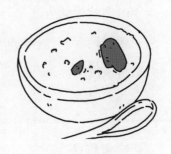

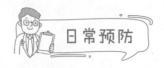

提高认识

我们应认识到骨质疏松症是一种可防可治的慢性病，只有建立了康复的信心，才能坚持治疗、康复。

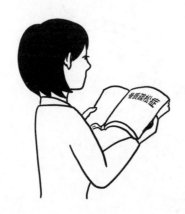

从小做起

人的各个年龄阶段都应当注重骨质疏松症的预防，童年和青少年时期的生活方式都与成年后骨质疏松症的发生有密切联系。从儿童时期起，保持良好的作息，均衡饮食，保证充足的钙摄入并坚持适度锻炼，都有助于预防成年后的骨质疏松症。

饮食均衡

高钙、低盐和适量蛋白质的均衡饮食对预防骨质疏松症有益。

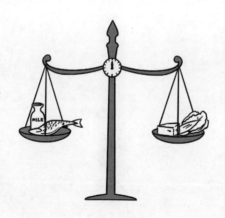

💊 拒绝吸烟

无论男性或女性，吸烟都会增加患骨质疏松症的风险。

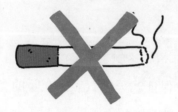

💊 减少饮酒

尽量少饮酒。每日饮酒量应当控制在啤酒570毫升、白酒60毫升、葡萄酒240毫升或开胃酒120毫升之内，越少越好。

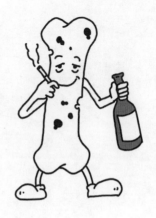

🧴 适当运动

步行或跑步等能够提高骨强度。适当的负重运动可以让身体保持较高的骨强度。

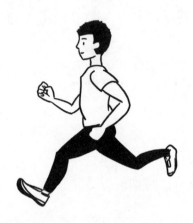

🧴 保证日照

平均每天至少保证20分钟日照。充足的光照对维生素D的生成及钙吸收起到非常关键的作用。

每天20分钟左右，接受温和的阳光照射

🗲 及时诊断

高危人群应当尽早到正规医院进行骨质疏松症检测，早诊断，早治疗。

🗲 及时治疗

相对不治疗而言，骨质疏松症从任何阶段开始治疗都不晚，但早诊断和早治疗会大大受益。

骨质疏松症是骨骼发育、成长、衰老的自然规律所导致的，很难完全杜绝它的发生，但它同时也受激素调控、营养状态、物理因素、免疫状况、遗传基因、生活方式、经济文化水平和医疗保障等方面的影响，若能及早加强自我保健意识，提高自我保健水平，积极进行科学干预，骨质疏松症是可以延缓和预防的。

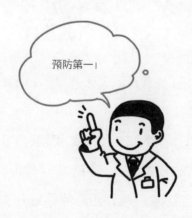

预防第一!

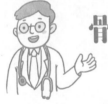

骨折的日常调护

骄阳似火的六月，让人无法心静自然凉，风风火火的老张骑着共享单车赶往地铁站，一不留神和"宝马"来了个亲密接触，只听"咔嚓"一声，他就怎么也起不来了，全身哪儿都痛，特别是左手腕和左踝部，疼得那叫一个厉害。

老张被送到了医院，拍了X线片，结果显示左桡骨骨折、左踝关节骨折。

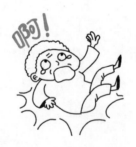

上了夹板，打了石膏。老张愁得不得了，上有老下有小，现在他骨折了，家人可怎么办？

老张问医生："要怎么做，我才能快点好起来？"

医生说："伤筋动骨一百天，你这骨折想好可没那么快。不过，日常生活里注意一些，还是能促进骨头愈合的。即使恢复的时间快不了几天，日后的功能也会恢复得更好。让我来给你讲讲吧！"

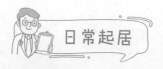

🏺 环境

干净舒适的环境可以让人有好心情，有助于骨折的康复。生活环境至少应当干净、卫生，保持室内通风良好、干净明亮，尤其是床铺，一定要平整、清洁、干燥，避免伤口感染。

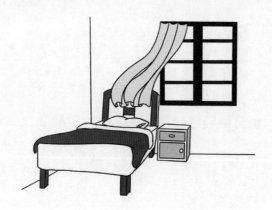

🏺 体位

卧床休息时要保持患肢处于功能位或所需的治疗性体位，这些体位说起来很复杂，不同的位置骨折了有不同的要求。不过，作为患者，你只要遵守一个大的原则就可以了：听医生的话，按要求摆好患肢。

🏺 抬高

通常，骨折后患者都需要抬高患肢，使它高于心脏水平，以利于患肢的静脉回流，减轻水肿。

防止再伤

如果是上肢骨折，下床活动时要记得将患肢用手吊兜悬挂在胸前；如果是下肢骨折，则患肢要避免下地负重。即使是躺在床上也要注意安全，避免从床上掉下来。

保暖

平时要注意保暖，防止肢体受凉。

冰敷

早期冰敷可减轻疼痛和肿胀，每天敷4～5次，每次30分钟即可。

石膏、夹板

石膏固定要松紧适宜，并且要注意观察患肢的感觉是否正常。夹板松紧以绑绳能上下移动1厘米为标准，过松起不到固定复位的作用，过紧会影响血液循环，造成组织缺血缺氧，出现组织坏死。如果疼痛和肿胀越来越厉害，就要马上找医生了。

止痛

疼痛的时候，你可以看书、聊天、听音乐……总之要分散注意力。当然，服用止痛药也是很有必要的，但是要在医生的指导下使用哦!

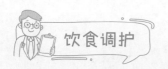

饮食调护

骨折后，饮食要更加注意。骨折了并不是"喝骨头汤"就能加速愈合的，在不同的时期，对饮食的要求不一样，一味喝骨头汤，说不定还会因为营养不均衡而导致愈合延缓。

骨折初期（伤后或术后1～2周）

这段时间骨折部位肿胀、气血不通畅，所以主要以活血通络、通便、清淡的食物为主。日常应多吃新鲜蔬菜、水果、蛋类、鱼类，也要多吃瘦肉，可以吃黑木耳炒瘦肉、瘦肉薏苡仁汤及田七瘦肉汤等，不要吃生冷、辛辣刺激的食物。

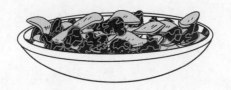

骨折中期（伤后或术后3～7周）

这段时间以接骨续筋、调和营血为主，要吃清淡、有营养的食物，如去皮鸡汤、排骨汤、黑鱼汤、红豆粥，再加酸奶、山楂茶、核桃、梨等。

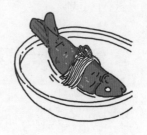

🧴 骨折后期（伤后或术后8～10周）

这段时间骨痂已经生成，主要以补养气血、调养肝肾的食物为主，如骨头汤、人参汤、豆腐汤、动物内脏、核桃煲脊骨、花生猪脚汤、大枣、桂圆、枸杞子、胡萝卜、猕猴桃等。

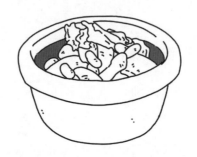

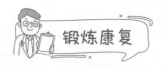

锻炼康复

很多人觉得骨折了，就不能再动受伤的肢体了，要让它们"好好休息"。休息确实是很必要的，但适度的功能锻炼更是骨折后肢体获得满意功能和疗效的保证。没有正确的功能锻炼，即使复位、固定很理想，也不能很好地恢复功能。"用进废退"就是这个道理。

🧴 骨折初期——锻炼肌肉

骨折后1～2周是骨折整复固定初级阶段，这期间伤肢肿胀疼痛，局部反应比较明显，肿胀达到最大限度，骨痂还没有形成，骨折端不稳定，容易发生再移位。

此阶段的功能训练主要是在不活动关节的情况下，锻炼伤肢肌肉，防止肌肉萎缩，避免关节周围粘连。

这里介绍一个锻炼肌肉的方法：如为上肢长骨骨折，可用力握拳，然后伸直五指，以舒经脉、消肿止痛；如为下肢长骨骨折，整复固定后，就可以做脚趾自主活动、踝部运动。

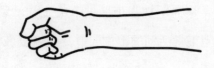

🍶 骨折中期——整体调整

骨折后3~7周，局部的肿胀消退，疼痛有所减轻，骨折端已经比较稳定，骨痂开始生长。

这段时期的锻炼形式除了继续增强患肢肌肉舒缩活动外，还要逐步恢复骨折部上、下关节的活动，并逐渐由被动活动转为主动活动。骨折部有足够的骨痂时，可以进一步加大关节活动的幅度，防止肌肉萎缩，避免关节僵硬。但还是要注意限制不利于骨折连接和固定的活动，比如前臂骨折时要限制旋转活动。

如果是上肢长骨骨折，可以握紧拳头，做自主性关节屈伸活动，可以先从一个关节开始，然后几个关节协同锻炼。可以放下悬吊带，自主抬举上臂。

如果是下肢长骨骨折，可在仰卧时双手支撑床面，抬高臀部的同时挺胸，运动时髋关节、膝关节动作要缓，伤肢逐渐加大力度，这段时期的锻炼每天应不少于5次，每次5~10分钟。锻炼局部的同时也应进行整体性的锻炼，以增强抗病能力及愈合能力。

🏺 骨折愈合期——加强锻炼

骨折后8～10周是临床愈合到骨痂再造整形阶段，这一时期，骨愈合基本完成，骨折已经临床愈合，所以要抓紧时机增加伤肢的自主活动，继续进行愈合期的功能锻炼。

功能锻炼主要是为了加强患肢关节的主动活动和负重锻炼，使关节迅速恢复到正常活动的范围，并尽量恢复肢体的正常力量。

如为上肢骨折，在这一时期，上肢可做一些力所能及的轻微工作，使关节得到全面的锻炼。

如为下肢骨折，在此时期应进行一定的负重行走练习，受伤下肢负重以不引起疼痛为原则，每天4～6次，每次10～20分钟。扶拐杖行走者，先用双拐，适应后改用单拐，用单拐时伤肢承重根据病情来定，行走距离和时间逐日增加。

骨折后进行的功能锻炼要特别注意循序渐进，应当随着骨折稳定程度的增加和自身状况的改善，使功能锻炼的活动范围由小到大，次数由少到多。不做不利于骨折稳定的活动，如桡骨骨折就不要提重物，不做腕关节的旋转动作。

总之，要记住进行所有功能锻炼时都不要心急，任何练习都不应引起剧痛，并且锻炼以不引起疲劳和疼痛为佳。只要遵守医嘱、配合治疗、科学锻炼，你的骨头就能好好地恢复原状。

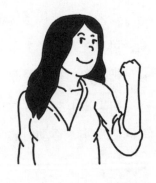